Glück hoch drei

Mein Leben als Drillingsmama

HEIKE MARKMANN

GLÜCK HOCH DREI –
MEIN LEBEN ALS DRILLINGSMAMA

KINDERWUNSCHBEHANDLUNG, DRILLINGSSCHWANGERSCHAFT &

DER ALLTAG MIT DREI BABYS AUF EINMAL

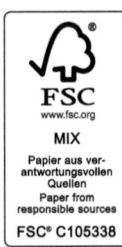

Bibliografische Information der Deutschen Bibliothek:
Die Deutsche Nationalbibliothek verzeichnet diese Publikation in der
Deutschen Nationalbibliografie; detaillierte bibliografische Daten sind im
Internet über dnb.dnb.de abrufbar.

© 2023 Heike Markmann
Cover-Grafik: str33t cat/ Vad-Len/ Peter Hermes Furian/ Shutterstock.com

Lektorat, Umschlaggestaltung, Satz, Herstellung und Verlag:
BoD – Books on Demand, Norderstedt

ISBN 978-3-7578-5515-4

INHALT

Meine Schwester sah mich verblüfft an. Bis eben hatten wir entspannt in unserem Wohnzimmer auf der großen grauen Couch gesessen, gelacht und uns ausgetauscht. Doch nun beugte sie sich vor, zog die Augenbrauen prüfend hoch und sagte: »Du wolltest doch immer eine große kirchliche Hochzeit mit vielen Gästen. Und vor allem im Sommer!« Meine Schwester hatte recht. Sie war acht Jahre älter als ich und kannte mich zu gut, als dass sie mich mit dem gerade Verkündeten ohne Weiteres davonkommen ließ: Ich hatte ihr eröffnet, dass Christian und ich heiraten würden. Im Winter, im kleinstmöglichen Kreis und schon in wenigen Wochen. Für sie musste sich das wie übermorgen anfühlen. »Warum muss es auf einmal so schnell gehen?« Noch immer starrte sie mich mit großen Augen an. Ich stockte. Auch für Christian und mich ging das plötzlich alles sehr schnell, allerdings hatten wir einen guten Grund. Und diesen musste ich nun mit ihr teilen. »Die Hochzeit ist ein wesentlicher Vorteil, um in der Kinderwunschklinik behandelt zu werden. Und auch in Hinblick darauf, dass die Krankenkasse die Kosten, zumindest anteilig, übernehmen würde.« Nun war die Katze aus dem Sack. Ich nahm einen Schluck Wasser und atmete tief durch. Meine Familie, allen voran meine Schwester, wusste, dass ich mir schon lange Kinder wünschte. Für mich war immer klar gewesen, dass ich mit meinem Partner eine Familie gründen wollte. Dass wir uns dafür an eine Kinderwunschklinik wenden würden, hatten weder mein Mann noch ich zu keinem Zeitpunkt unserer Beziehung erwartet. Mit dieser Hiobsbotschaft hatte meine Schwester nun nicht gerechnet und der Raum hüllte sich in Schweigen. Nach ein paar Minuten schaute sie mich tröstend an und sagte: Eines Tages wirst du auch Mutter sein, da glaube ich ganz fest dran.

Viele Frauen sprechen nur ungern über ihre Erfahrungen mit dem eigenen Kinderwunsch, über die Zeit des Versuchens und Hoffens. Es braucht Vertrauen zum Partner und Vertrauen zu Ärzten, um die notwendigen Schritte zu unternehmen, wenn sich einfach keine Schwangerschaft einstellen will. Dafür braucht es auch Vertrauen, sich auf Alternativen einzulassen, und Geld, um mögliche Eingriffe vornehmen lassen zu können. Es braucht Zeit und Offenheit, um jeden dieser Schritte gehen zu können. Es braucht Mut und Geduld, bis die ersehnte positive Nachricht kommt. Und selbst, wenn alle diese Faktoren vorhanden sind, wenn man jede Hürde nimmt, so gibt es am Ende doch keine Garantie, dass die ersehnte positive Nachricht auch wirklich eintrifft. Mit diesem Buch – mit meiner, unserer Geschichte – möchte ich Hoffnung geben. Ich möchte denjenigen Frauen und Paaren Mut machen, die sich sehnlichst Kinder wünschen. Ich berichte davon, wie es ist, wenn endlich alles gut wird. Von meinen Erfahrungen mit der Kinderwunschklinik, den Hebammen und den Ärzten. Ich erzähle, wie es war, plötzlich Mutter von Drillingen zu sein, und vor welchen Schwierigkeiten mein Mann und ich auf einmal standen. Diese Schwierigkeiten haben wir – mal mehr, mal weniger geschickt – überwunden und möchten unsere Lösungen als Anregung und Hilfestellung allen Lesern mit auf ihren ganz persönlichen Weg geben. Dabei soll das Buch zum Schmunzeln, Nicken und Kopfschütteln bringen. Meinen Drillingen möchte ich mit diesem Buch ein Geschenk machen, denn nicht zuletzt soll es auch eine Erinnerung für meine drei Kinder sein. Sie sollen wissen, wie die Zeit war, an die sie selbst keine Erinnerungen haben. Teils, weil es sie noch nicht gab, teils, weil sie noch zu jung waren.

Je älter meine Kinder wurden, desto weniger wollte ich verleugnen, wie sie gezeugt wurden. Ich möchte, dass sie wissen, wie sehr wir sie uns gewünscht haben. So sehr, dass wir alles unternommen haben, damit es sie heute gibt. Gleichwohl bin ich schon der Meinung: Es geht niemanden wirklich etwas an, wie meine Kinder – oder jedes andere Kind – überhaupt gezeugt wurden. Ich selbst möchte meinen Kindern durch dieses Buch jedoch das Gefühl und Wissen vermitteln, wie sehr sie gewollt waren und sind. Es ist nicht nur meine, sondern auch ihre Geschichte. Und die hören sie am besten behutsam von mir, ihrer Mutter.

1 MUTTERGEFÜHLE

Als Kind konnte ich mein Gefühl sicherlich noch nicht richtig einordnen und verstehen. Obwohl ich das damals vielleicht noch nicht konnte, verspürte ich schon früh in mir den Wunsch, Mutter zu werden. Während meiner Kindergartenzeit spielte ich am liebsten mit Julia-Mausi, meiner Puppe. Ich schob sie stundenlang in ihrem stoffumhüllten Buggy umher, trug sie durch Wohnzimmer und Küche. Als ich älter wurde, konnte ich das schon besser einordnen. Bereits im Grundschulalter lief ich nach Schulschluss auf direktem Wege zu denjenigen Nachbarn, die Babys oder Kleinkinder hatten. Verstärkt verbrachte ich meine Zeit damit, mich mit den kleinen Kindern zu beschäftigen und mit ihnen zu spielen. Das bereitete mir solche Freude, dass ich wenig später mit dem Babysitten begann. Im Alter von zwölf Jahren passte ich regelmäßig etwas länger auf die Kinder von Nachbarn und Freunden meiner Eltern auf. Ich aß mit den Kleinen zu Abend, half ihnen, ihre Schlafanzüge anzuziehen und sich die Zähne zu putzen. Auch Windeln wechseln konnte ich längst und selbst sehr intensiv gefüllte Exemplare brachten mich nicht aus der Ruhe. Nach dem Wechseln der Windeln oder dem obligatorischen Toilettengang vor dem Schlafengehen kuschelte ich mich zu den Kindern, las ihnen eine Geschichte vor oder sang ihnen ein Lied zum Einschlafen. Wenn die Kinder alt genug waren, sahen wir uns abends manchmal noch das Sandmännchen oder ein anderes Abendprogramm an. Doch viel lieber spielten wir zusammen, stapelten Bauklötze auf dem Spielteppich zu riesigen Türmen, bauten aus Stühlen, Tisch, Decken und Kissen eine abenteuerliche Höhle oder waren den ganzen Tag draußen im Garten. Mein Berufswunsch stand somit bereits zu Kindertagen fest, ich werde Erzieherin. Dazu kam es auch. Seit vielen Jahren arbeite ich als Erzieherin in einer Kindertagesstätte und es erfüllt mich immer wieder mit Glück, wie die Kinder sich mit Freude und Spaß entwickeln und ich sie dabei begleiten und unterstützen darf.

Ich war gerade 15 Jahre alt geworden, als meine Schwester ihr erstes Kind zur Welt brachte. Ich bewunderte sie sehr. Sie hatte ihre eigene kleine Familie und jetzt dieses kleine, süße Wesen. Ich fand das sehr beeindruckend. Fortan beschäftigte ich mich, sooft ich konnte, mit meiner Nichte. Meine Schwester war mein großes Vorbild. Sie war stark und unabhängig, führte in meinen Augen ein Bilderbuchleben. Ihr Leben war perfekt, fand ich. Deshalb wollte ich genau das auch für mich. Damals ahnte ich nicht, dass es dieses »perfekt«, wie ich es mir zu jenem Zeitpunkt vorstellte, für mich nicht geben würde. Erst viele Jahre später, im Dezember 2006, wir waren mittlerweile 28 Jahre alt, traf ich Christian wieder. Wir waren schon einmal ein Paar gewesen, aber unsere Wege hatten sich wieder getrennt. Vielleicht waren wir noch zu jung, jedenfalls führten uns unsere Lebenspläne zunächst in unterschiedliche Richtungen. Als wir uns beide vor 9 Monaten wiederbegegneten, war es anders. Diesmal waren wir uns sicher. Beide. Sofort. Obwohl wir uns gerade erst wiedergefunden hatten, drängelte ich. Ich hörte meine innere Uhr immer lauter ticken. *Tick.* Du bist schon 28. *Tack.* Andere Frauen in deinem Alter haben die Familienplanung längst abgeschlossen. *Tick.* Du gehst stramm auf die 30 zu. *Tack.* Halte dich ran, ab 30 wird es eng. *Tick.* Jetzt aber schnell. *Tack.* Was, wenn es nicht klappt? Mit jedem Tag wuchs die Sehnsucht, verlangte die Stimme in mir immer fordernder nach der Erfüllung meines Traums. Christian verstand die Eile nicht und mein Tempo war ihm eindeutig zu schnell. Er hatte sich bisher noch keine ernsthaften Gedanken über das Thema »Familienplanung« gemacht. Er war mit seinem bisherigen Leben durchaus einverstanden und zufrieden. Ob er das wirklich ändern würde, wusste ich nicht. Bisher hatten wir nicht darüber gesprochen. Aber ich wusste, dass Christian nicht das Bedürfnis verspürte, jeden Tag aufs Neue über dieses Thema zu sprechen. Er brauchte Zeit, um darüber nachzudenken, und er ließ sich auch nicht zu einer vorschnellen, unüberlegten Antwort hinreißen. Diese Zeit gab ich ihm. Ich wusste genau, dass es nichts bringen würde, ihn überreden zu wollen! Ich hatte natürlich wahnsinnige Angst davor, was passieren würde, wenn er mir sagt, dass er keine Kinder möchte. Dann würde ich ihn verlieren. Die Gedanken einer Trennung waren unvorstellbar für mich und allein bei dem Gedanken daran, schossen mir die Tränen ins Gesicht. Gleichzeitig konnte ich mir ein Leben ohne Kinder nicht vorstellen. Jeden Tag kreiste das Thema aufs Neue durch meinen

Kopf, und dann gab es die besonders schwierigen, emotionalen Tage, wenn dann noch eine WhatsApp-Nachricht von einer sehr guten Freundin kam: Huhu, ich bin schwanger! Das war zu viel für mich. Natürlich freute ich mich unheimlich für sie und trotzdem versetzte es mir einen Stich und ich fing sofort an zu weinen. Ich konnte gar nichts dagegen tun. Die Tränen zu unterdrücken, war einfach unmöglich. Ungefähr vier Wochen später kam dann dieser unglaublich wichtige und erlösende Tag für mich, an dem Christian endlich das Gespräch mit mir suchte. Wir saßen auf unserer Couch im Wohnzimmer, als er ganz plötzlich und unerwartet seinen Arm liebevoll um mich legte und mir erklärte, dass er auch gerne ein Kind hätte, dass er aber nichts überstürzen möchte, und er sich erst mal seine Gedanken dazu machen möchte, ganz entspannt und ohne Stress. Schließlich geht es hier um eine Entscheidung fürs Leben. Es kommt eh, wie es kommen soll. Der Satz war noch nicht zu Ende gesprochen, da stieg wieder dieser Gedanke in mir hoch, was ist denn, wenn es nicht klappen würde mit einer Schwangerschaft? Ich verstand nicht, was dagegensprechen sollte, die Familienplanung zum jetzigen Zeitpunkt zu beginnen, denn wir hatten beide mittlerweile gut bezahlte Jobs, ein tolles Haus, das durchaus genug Platz für ein Kind bot und wir hatten das passende Alter, wie ich fand. Tatsächlich schienen meine Worte bei Christian Gehör gefunden zu haben. Ich war so unfassbar glücklich in diesem Moment. Ich hätte platzen können vor Glück, so froh war ich über unsere Entscheidung, unsere Familienplanung nicht länger auf die lange Bahn schieben zu müssen. Nun konnte unser Projekt »Baby« beginnen. Ich besorgte mir direkt Folsäuretabletten aus der Apotheke, da ich gelesen hatte, dass das hilfreich wäre, damit sich eine Schwangerschaft einstellen könnte. Nun würde es sicherlich nicht mehr lange dauern und wir würden endlich Eltern werden. Ein Jahr lang, bis September 2008, versuchten Christian und ich, auf natürlichem Wege schwanger zu werden. Ich achtete auf meinen Eisprung, kontrollierte meine Temperatur. Ich ernährte mich gesünder, aß vermeintlich unterstützende Lebensmittel und strich im Gegenzug andere von meiner Einkaufsliste. Auch Christian musste ran: Ich hatte gelesen, dass Mineralstoffe wie Zink und Selen besonders förderlich wirken sollten, und überzeugte ihn, auf seine Mineralstoffzufuhr zu achten. Jeden Schwangerschaftsratgeber verschlang ich auf der Suche nach dem einen Tipp, der uns zum ersehnten Ergebnis führen würde. Ich war rundum vorbereitet. Das Einzige, was ich nicht war: entspannt. In mir hatte sich diese Eile eingenistet, die mich einfach nicht mehr losließ. Als ob ich es damals schon wusste. Mit jedem negativen Schwangerschaftstest, jeder eintretenden Periode wuchs meine Enttäuschung und die Uhr tickte immer lauter in meinen Ohren. Wie konnte das sein? Wieso klappte es nicht, wo ich mir doch so sehnlichst ein Baby wünschte und auch alles dafür tat?

Ich war schon immer gut darin gewesen, um Hilfe zu bitten, wenn ich sie benötigte. Das war vor und während der Schwangerschaft und auch später, als meine Drillinge auf der Welt waren, ein großer Vorteil. Diese Einstellung war auch der Grund dafür, dass wir uns verhältnismäßig schnell Hilfe gesucht hatten. Etwa ein Jahr lang hatte ich versucht, schwanger zu werden. Zu Beginn dieser Zeit beriet mich meine Frauenärztin und gab mir Tipps, doch nichts führte zu einem positiven Ergebnis. Alle paar Wochen erhielt ich die gleiche Nachricht: »Nicht schwanger.«

Als ich merkte, dass es einfach nicht klappen wollte, und ich spürte, dass wir Hilfe brauchten, suchte ich erneut das Gespräch mit meiner Frauenärztin.

»Sehen Sie andere Möglichkeiten?«, fragte ich die Frauenärztin während einer der Untersuchungen. Sie nickte.

»Da es auf natürlichem Wege scheinbar nicht klappt, empfehle Ihnen eine Kinderwunschklinik. Bis sie dort einen Termin bekommen, versuchen Sie es erst mal weiter auf natürlichem Wege.«

Ich wäre beinahe verzweifelt, aber nun sah ich ein Licht im Dunkel, eine neue Lösungsmöglichkeit.

Sie notierte mir Adresse und Telefonnummer einer Kinderwunschklinik.

Ich zitterte. Ich hatte bereits mal im Internet über diese Möglichkeit gelesen. Doch hatte ich nicht geglaubt, sie wirklich in Anspruch nehmen zu müssen. *Lag es an mir? Lag es an Christian? Konnte man das überhaupt so konkret an etwas festmachen? War ich vielleicht einfach zu unentspannt? Würde Christian diese Prozedur überhaupt mitmachen wollen? Könnte ich das von ihm verlangen?* Während der

Heimfahrt kreisten die Gedanken in meinem Kopf unaufhörlich. Zu Hause angekommen, berichtete ich Christian ganz
aufgeregt von meinem Besuch bei der Frauenärztin und war
bereit, eine eher negative Reaktion zu empfangen. Umso
überraschter war ich, als er mir sagte, dass wir diesen Weg
gemeinsam gehen werden und ich ruhig einen Termin in
der Kinderwunschklinik vereinbaren sollte. Umgehend rief
ich in der Kinderwunschklinik an, einen Termin bekam ich
aber erst am 15. Oktober 2008, also sechs Wochen später.
Dann würden Christian und ich uns persönlich dort vorstellen
können. Mein Gedankenkarussell dreht sich immer weiter.
*Wie würde es dort sein? Wie würden die Untersuchungen
ablaufen? Was würden die Ärzte dort feststellen? War ein
Eingriff möglich und wie würde er ablaufen?* Jeden einzelnen Tag in den folgenden sechs Wochen stellte ich mir diese
Fragen. Ich suchte im Internet nach Foren, in denen Frauen
ihre Erfahrungen beschrieben – aussagekräftige Statements
fand ich damals jedoch kaum. Sollte ich noch jemandem
davon erzählen? Familie oder Freunde? Nein! Für mich selbst
hatte ich beschlossen, niemanden mehr einzuweihen, der
nicht unbedingt eingeweiht werden musste. Christian überließ
diese Entscheidung mir, er war da scheinbar etwas cooler.
Wir wussten Bescheid – und meine Frauenärztin, die aber
der ärztlichen Schweigepflicht unterlag. Eine sehr gute Freundin wusste ebenfalls Bescheid, da sie das gleiche Schicksal
ereilte und sie mir bereits vor einigen Wochen von ihrem
unerfüllten Kinderwunsch erzählt hatte. Um jedoch unsere

spontane Hochzeit, die wir alleine mit unseren Trauzeugen an der See vollzogen hatten, erklären zu können, erzählten wir unseren Eltern und unseren Geschwistern von unserer Situation. Unseren Freundeskreis wollte ich zu diesem Zeitpunkt nicht einweihen, da es mir generell schwerfiel, darüber zu sprechen, ohne direkt wieder zu weinen. Wahrscheinlich hatte ich auch wirklich Angst vor den Reaktionen der Menschen um mich herum, denn das Thema »unerfüllter Kinderwunsch« gehört ja immer noch eher zu den Tabuthemen unserer Zeit. Ich weiß, dass unsere Familien es nur gut meinten und uns Mut zusprechen wollten. Jedoch Sätze wie »Das wird schon klappen«, »Ihr dürft euch keinen Stress machen« oder »Wenn ihr nicht damit rechnet, dann wirst du schwanger werden« brachten jedoch in dem Moment leider nicht die erhoffte Unterstützung und wollte ich in dieser Zeit einfach auch nicht hören. Es ist für uns als Paar eine große psychische Belastung gewesen und schwer vorstellbar für diejenigen, die das nicht selbst durchleben müssen. Zu groß war zudem meine Sorge, unser Vorgehen erklären oder diskutieren zu müssen. Für mich war der Gedanke einfach so stark, dass es nicht klappen wird, dass ich auch nichts anderes hören konnte. Zumal noch überhaupt nichts geschehen war, außer, dass in sechs Wochen der besagte Termin anstand.

2 DIE KINDERWUNSCHKLINIK

Schließlich war der Tag gekommen und wir durften uns in der Kinderwunschklinik persönlich vorstellen. Ich war total aufgeregt und nervös und beim Hineingehen hoffte ich insgeheim, niemanden dort zu kennen. Christian wirkte auf mich wie immer sehr gelassen und ruhig. Diese Ruhe, die er immer wieder ausstrahlte, beruhigte mich etwas. Ich war froh, ihn in diesem Moment an meiner Seite zu haben. Ich hatte unglaublich viele unbeantwortete Fragen in meinem Kopf. Für mich war es schon eine große Herausforderung, zu einem anderen Arzt zu gehen, sich untersuchen zu lassen und nicht genau zu wissen, was als Nächstes passieren wird.

Trotzdem freute ich mich darauf, dass endlich überhaupt etwas passieren und es weitergehen würde. Wir gingen einen Schritt in die richtige Richtung, das spürte ich. Wir waren gespannt auf die persönliche Betreuung, den einfühlsamen Umgang mit dem Thema Kinderwunsch und darauf, unterstützt zu werden. Denn solch einen empathischen Umgang war ich bereits von meiner Frauenärztin gewohnt. In der Kinderwunschklinik fühlte ich mich zu Beginn doch sehr fremd und unsicher. Der eigene Hausarzt oder Frauenarzt kennt einen im besten Fall seit Jahren – und umgekehrt. Man hat ein Vertrauensverhältnis zueinander aufgebaut. Ich glaubte zu wissen, dass alle, die mit mir im Wartezimmer saßen, das gleiche Problem hatten wie ich selbst. Beides fand ich sehr belastend. Obgleich ich fühlte: *Du bist damit nicht alleine, hier sind andere, denen geht es wie dir. Diese Frauen versuchen ebenfalls, schwanger zu werden. Wünschen sich nichts sehnlicher, als Mutter sein zu dürfen.* Doch auch dieses Gemeinschaftsgefühl bestärkte mich kaum. Auf mich wirkte die neue Situation eher befremdlich, sodass ich am liebsten gleich wieder gegangen wäre. Ich fühlte mich jedoch, als hätte ich keine Wahl, als wäre ich der Situation hilflos ausgeliefert, als würden wir in Kauf nehmen müssen, wie an einem Fließband abgearbeitet zu werden, um an unser Ziel eines eigenen Kindes zu kommen. *Nummer 364? Sie sind dran! Nummer 365? Nächste.* Es irritierte mich, mit dem ganzen Herzen bei meinem Kinderwunsch zu sein, während es für mein Gegenüber beruflicher Alltag zu sein schien. Doch dieses Vorgehen beschrieb letztendlich nur, wie viele Frauen doch von einem unerfüllten Kinderwunsch betroffen sind und sich Hilfe und Unterstützung holen. Außerdem zeigt es, mit wie viel Professionalität die Arbeit vor Ort durchgeführt wurde – auch wenn diese »Arbeit« für mich mein Lebenstraum war. Mittlerweile wurden wir aufgerufen und von der freundlichen Sprechstundengehilfin ins Behandlungszimmer geführt. Der Arzt würde jeden Moment kommen, erklärte sie uns und verließ den Behandlungsraum. Meine Aufregung erreichte ihren Höhepunkt. Ich kippe hier gleich vom Stuhl, erklärte ich Christian mit zitternder Stimme. Er legte den Arm um mich und versuchte mir mit aufmunternden Worten wie: »Wir schaffen das!« zu helfen.

Nun trat der Arzt in das Behandlungszimmer. Er war groß, bestimmt 1,90 m, und trug einen bunten Rollkragenpullover unter seinem weißen Arztkittel. Er wirkte sehr freundlich und im Klang seiner Stimme lag etwas Beruhigendes. Er setzte sich an den Schreibtisch, uns gegenüber. „Was kann ich für Sie tun?", fragte er mit ruhiger Stimme. Wir erklärten ihm unsere Situation und unser Anliegen. Er nickte verständnisvoll mit dem Kopf und erklärte uns, dass es ein Problem sei, nicht verheiratet zu sein. Nur als Ehepaar ist es möglich, einen Antrag bei der Krankenkasse auf anteilige Kostenübernahme zu stellen. Christian und ich hatten bereits in diesem Jahr unseren 30sten Geburtstag feiern dürfen. Auch das Alter von mindestens 25 und höchstens 40 Jahren war eine Vorgabe, die wir zum Glück erfüllten. Der Arzt würde heute noch ein paar Untersuchungen veranlassen, um zu schauen, ob es irgendwelche Besonderheiten bei uns gibt. Bestimmte Krankheiten wie Endometriose (kann bei Frauen zu ungewollter Kinderlosigkeit führen) sollten ausgeschlossen werden. Der Arzt erklärte uns außerdem noch die verschiedenen Behandlungsmethoden einer künstlichen Befruchtung. Dabei nahm sich der Arzt viel Zeit und beantwortete unsere Fragen sehr ausführlich und geduldig. Dabei unterschied er die Möglichkeiten der Insemination (unterstützende Befruchtung), die In-vitro-Fertilisation (IVF), unter der man die Befruchtung außerhalb des Körpers versteht, und der Intracytoplastmatische Spermieninjektion (ICSI), hier wird das Spermium direkt in die Eizelle injiziert. Der Selbstkostenanteil wurde uns erläutert, wobei die letzten beiden Methoden im Preis weitaus höher lagen. Zu den Erfolgsaussichten hat der Arzt uns erklärt, dass die Insemination die preisgünstigere Variante ist und innerhalb der ersten drei Versuche sehr Erfolg versprechend ist, danach nimmt die Wahrscheinlichkeit, auf diesem Weg schwanger zu werden, allerdings erheblich ab. Dann könnte der Behandlungsplan jedoch gemeinsam besprochen und geändert werden. Ich hatte mal gehört, dass die Erfolgschancen generell so bei ca. 25 – 45 % liegen. Mein erster Gedanke, der mir dazu in den Sinn kam, war natürlich der, dass es mir auch nichts bringen würde, wenn ich zu der Prozentzahl gehöre, die nicht schwanger wird. Wir fühlten uns jedoch in dieser Kinderwunschklinik sehr ernst genommen und sehr gut beraten und aufgeklärt. An diesem Tag fuhren wir zufrieden nach Hause. Um den Antrag für die Krankenkasse schnellstmöglich auf den Weg zu bringen, beschlossen wir bereits zwei Monate nach unserem ersten Termin in der Kinderwunschklinik, zu heiraten. Am 4.12.2008 waren wir Mann und Frau. Die Zusage zur anteiligen Kostenübernahme für die ersten drei Versuche durch die Krankenkasse hatten wir bereits Ende Dezember vorliegen, und konnten somit im Januar 2009 unseren zweiten Termin in der Kinderwunschklinik wahrnehmen. Die Untersuchungsergebnisse bei Christian zeigten, dass ich auf natürlichem Weg leider nur sehr schwer schwanger werden würde. Der Arzt schlug als ersten Schritt die Möglichkeit der Insemination vor. Da die Behandlungskosten hier weitaus günstiger waren, entschieden wir uns die Kosten der Inseminationen vorerst zu 100% selbst zu zahlen, um so die genehmigte Kostenübernahme der Krankenkasse später für weitere und mit weitaus höheren Kosten verbundenen Versuchen nutzen zu können. Dafür wurden mir zuerst Hormone in Form von Tabletten verschrieben, die ich über eine gewisse Zeit regelmäßig einnehmen musste. Die Hormone sollten meinen Körper in der folgenden Zeit auf eine Schwangerschaft vorbereiten, sollten ihn darauf einstimmen, die Wahrscheinlichkeit einer Empfängnis steigern. Ist die Eizelle oder sind die Eizellen groß genug, löst der Arzt den Eisprung aus und die Spermien werden mithilfe eines Katheters direkt an der Gebärmutter platziert. Dieses Prozedere haben wir dreimal innerhalb der folgenden 1,5 Jahre, bis Mai 2010, durchgeführt und obwohl ich die besten Voraussetzungen hatte, zum Beispiel eine sehr gute Eizellqualität, hat es wieder und wieder nicht geklappt. Diese Zeit hat Christian und mir viel Energie geraubt. Es war physisch und psychisch eine extrem belastende Zeit. Unsere Kinderwunschzeit hatte uns fest im Griff und unser Alltag ließ keinen Raum mehr für andere schöne Erlebnisse. In dieser Zeit gab es sehr viele Tränen. Die Gefühle spielten regelrecht verrückt. Traurigkeit, Enttäuschung und Hoffnung wechselten sich stetig ab. Die Hormone hinterließen ihre Spuren. Nebenwirkungen wie Stimmungsschwankungen, Lustlosigkeit, Müdigkeit standen auf der Tagesordnung. Natürlich belastet das Ganze die Beziehung sehr stark und das jeden Tag wieder. Meine Freude im Alltag ging verloren und ich hatte das Gefühl, ich kann nichts dagegen tun. Ich war so macht-los. Alle Bemühungen von Christian, mich aufzumuntern, lie-fen ins Leere. Zwischen unseren zweiten und dritten Versuch mussten wir aufgrund einer sich gebildeten Zyste ein paar Wochen pausieren, bevor es weitergehen konnte. Die Zyste sollte sich erst wieder zurückbilden, damit es nicht zu Kom-plikationen kommt, falls sich eine Schwangerschaft einstellt. Diese Pause war so was von notwendig für uns beide, denn nun hatten wir die Möglichkeit uns zu erholen, neue Kraft zu finden und wieder als Paar näher zusammenzurücken, bevor es weiterging. Das Thema Kinderwunschbehandlung rückte zumindest für eine gewisse Zeit in den Hintergrund. Wir sind ein paar Tage an die See gefahren und haben es uns ein-fach gut gehen lassen. Wir sind Essen gegangen, spazieren, haben das gemacht, wozu wir Lust und Laune hatten. Als die Zyste sich zurückgebildet hatte, ging es weiter mit der dritten und wie sich später herausstellte, auch letzten Insemination. Wieder erfolglos.

Nun besprachen wir mit dem Arzt, einen Schritt weiter zu gehen und unseren Behandlungsplan zu ändern. Nach drei fehlgeschlagenen Versuchen sahen wir die Chance, durch diese Methode schwanger zu werden, als nicht mehr so erfolgsversprechend an. Wir besprachen mit dem Arzt das weitere Vorgehen. Für unsere Situation wäre eine ICSI (intrazytoplasmatische Spermien-Mikroinjektion) viel-leicht wesentlich Erfolg versprechender. Der Arzt erklärte uns wiederholt die Vorgehensweise und die Höhe des

Eigenanteils, den wir aus eigener Tasche zahlen müssten. Der belief sich damals auf etwa 2500 Euro plus die jeweiligen Medikamente. Christian und mir blieb ja nichts anderes übrig, also erklärten wir uns damit einverstanden. Christian und ich hatten uns aufgrund der hohen Zuzahlungen eine Grenze von den genehmigten 3 Versuchen der Krankenkasse gesetzt. Sollte es nun innerhalb dieser 3 Versuche zu keiner Schwangerschaft kommen, würden wir über eine Adoption nachdenken wollen. Die Hormontherapie (Eierstockstimulation) sollte diesmal durch Spritzen angeregt werden. Diese würden wir im Juli 2010 starten, so hatte ich wieder ein paar Wochen Pause dazwischen, in der mein Körper sich erst mal von den vorigen Strapazen erholen konnte. In meinem Fall musste ich mich jetzt zwangsläufig einer außenstehenden Person anvertrauen, was ich ja bisher erfolgreich vermieden hatte. Ich müsse mir ab sofort regelmäßig Spritzen setzen. Unvorstellbar. Das würde ich nie schaffen. Und auch Christian könnte das nicht übernehmen, da er im Schichtdienst arbeitet und die Spritzen zu festen Zeiten gesetzt werden sollten. Mein Arzt hatte einen Zeitplan ausgearbeitet, nach dem ich vorgehen sollte, und Spritzen mochte ich nicht. Wer tat das schon? Aber mir selbst regelmäßig mit einer dünnen, spitzen Nadel in die eigene Haut zu stechen? Ein Schauer lief mir über den Rücken. Wie sollte ich das schaffen? Nach einigem Hin und Her entschloss ich mich, eine Bekannte einzuweihen. Sie war gelernte Krankenschwester und wohnte nur zwei

Häuser weiter. Dank ihrer Hilfe würde ich mich nicht überwinden müssen. Doch lange hatte mein Ausweichplan leider nicht Bestand. Denn natürlich hatte diese Bekannte auch ein eigenes Leben, vom Arbeitgeber bestimmte Schichten und persönliche Freizeitpläne, die mit meinem Wunsch kollidierten, mir keine einzige der Spritzen selbst setzen zu müssen. Der Augenblick für die erste Spritze, die ich mir selbst setzen sollte, war gekommen. Nachdem ich die Stelle desinfiziert hatte, hielt ich die Spritze in der rechten Hand und mit der Linken hielt ich zwischen Daumen und Zeigefinger die Haut am Bauch zusammen, so, wie es mir der Arzt erklärt hatte, und ich es auch schon einmal im Fernsehen gesehen hatte. So, jetzt nur noch die Nadel in die Haut pieksen und fertig, dachte ich mir siegessicher. Doch ein paar Minuten lang passierte erst mal nichts. Meine rechte Hand wollte sich mit der Spritze in der Hand einfach nicht bewegen. Ich schaffte es einfach nicht, mich zu überwinden. Aber ich benötigte diese Spritzen nun mal. So, jetzt schaffst du es!, redete ich mir selbst ein. Auf drei und los. Dass es nicht sonderlich schmerzt, hatte ich doch schon mehrfach gehört. Also fing ich an zu zählen: Eins, zwei und drei. In diesem Moment drückte ich die Nadel mit geschlossenen Augen und einem gezielten Stoß in meine Bauchfalte. Geschafft!, ich war erstaunt. Ich hätte jubeln können vor Freude. Es schmerzte tatsächlich nicht. Mit jeder Spritze wurde ich selbstsicherer. Trotzdem brauchte ich jedes einzelne Mal ein paar Minuten Zeit, um mich zu sammeln und zu überwinden, aber ich war erstaunt über mich selbst, denn ich hatte nicht gedacht, dass ich das schaffen würde.

In dieser gesamten Zeit, die sich in unserem Fall glücklicherweise nur etwas über drei Jahre des Versuchens, Wartens und Hoffens erstreckte, fühlte ich mich oft und schnell persönlich angegriffen. Als wir in der Vorweihnachtszeit uns mit Freunden zu einem gemütlichen Abend trafen und sie uns stolz Fotoalben ihrer Kinder reichten, brodelte es in mir. Wie konnten sie uns das nur antun? Natürlich wussten sie ja nichts von unserer Situation, wie sehr wir uns Kinder wünschten, dass wir in einer Kinderwunschklinik zur Behandlung sind und wie es gerade in mir aussah. Trotzdem gingen mir solche Situationen doch sehr nah und ich musste aufpassen, dass ich nicht einfach zu weinen anfing. Meine Freundin konnte die Situation ohne das Wissen ja nicht beeinflussen, und selbst wenn, wäre es ja kein Grund gewesen, die eigenen Kinder nicht zu zelebrieren, nicht auf Fotos festzuhalten und zu teilen. Zu zeigen, wie wunderbar sie sich entwickelten, war nichts, was ich wirklich verlangen konnte. In jenem Moment war ich jedoch wahnsinnig enttäuscht. Niemand schien die Not zu sehen, die ich empfand. Ich hatte ja die Entscheidung selbst getroffen, mit niemanden darüber sprechen zu wollen. Es fühlte sich an, als liefen mir die Tage davon, die Chancen. Während meine Panik Minute um Minute zunahm, sagten die wenigen, die davon wussten, nur »Das wird schon« oder »Noch ein bisschen Geduld«. Sie meinten es natürlich nur gut und das wusste ich auch.

»Es passiert dann, wenn du nicht damit rechnest. Jetzt entspann dich doch mal!«

»Nee«, war alles, was ich entgegnen konnte.

»*ES GEHT NICHT!*«, schrie die Stimme in mir. Ich fühlte mich schrecklich unverstanden. Heute denke ich, dass es vielleicht doch eine große Erleichterung und Unterstützung hätte sein können, mit Betroffenen über ihre Geschichte und Erfahrungen zu sprechen und sich hätte austauschen zu können.

Ich erinnere mich noch genau an diesen einen besagten Tag. Nachdem ich meine Eizellreifung durch die mir verabreichten Spritzen (Hormone) stimuliert hatte, rückte nun der Augenblick der sogenannten Punktion (Eizellentnahme) näher. Wir, zwei weitere Frauen und ich, befanden uns in einem kleinen Raum der nur mit Betten ausgestattet war. Mit einem OP-Hemd bekleidet warteten wir nun gemeinsam darauf, nacheinander zur Eizellentnahme abgeholt zu werden. Unsere Männer mussten draußen auf dem Flur im Wartebereich warten. Wir Frauen waren sehr nervös und versuchten uns mit Gesprächen über unsere jetzige Situation abzulenken. Eigentlich war es sehr angenehm, mit diesen Frauen zu sprechen. Sie waren sehr nett und verständnisvoll, denn sie kannten ja nur zu gut meine Situation. Eine Frau erzählte, dass sie bereits einen vierjährigen Sohn zu Hause hat, der durch eine künstliche Befruchtung entstanden ist. Nun sollte er ein Geschwisterchen bekommen. Ihre Erfahrungen machten mir Hoffnung und Mut.

Die zweite Frau kam von ihrer Eizellentnahme noch ganz benommen zurück und wurde ins Bett gelegt, um sich auszuruhen. Nun wurde ich von der Schwester in einem Rollstuhl in den OP gefahren, wo die Ärzte und Schwestern schon warteten. Ich war aufgeregt und hatte Angst. Ich folgte den Anweisungen und legte mich auf die Liege. Hier wurden meine Beine und Arme fixiert. Ich sah mich in dem Raum um, dessen Wände überall bis zur Decke hoch mit weißen Fliesen verkleidet waren. Mein Arzt, der mich während der Kinderwunschbehandlung begleitete, war heute leider nicht dabei. Der anwesende, sehr freundliche Arzt, stellte sich mir mit Namen vor und erklärte, dass er heute den Eingriff vornehmen würde. Der Raum wirkte 100% steril und ich spürte, nun würde es losgehen. Mir wurde eine Maske aufs Gesicht gelegt und der Anästhesist bat mich bis zehn zu zählen. Nach der Zahl drei verließ mich meine Erinnerung und ich schlief tief und fest. In den nächsten zehn Minuten wurden meine Eizellen abgesaugt. Nach dem kleinen Eingriff wurde auch ich zum Wachwerden wieder in den Raum gebracht, indem auch die anderen Frauen warteten. Als wir alle wieder ansprechbar waren, was nur ein paar Minuten dauerte, durften auch unsere Männer wieder zu uns. Die Arzthelferin bat Christian und mich nun ins Nebenzimmer, indem der Arzt bereits auf uns wartete, um mit uns zu sprechen.

»Es sind acht«, informierte uns der Arzt kurz und sachlich.

»Ist das gut oder schlecht?«, wollte ich wissen und ahnte Böses. Bei anderen Frauen waren es in der Regel etwa zwanzig, hatte ich mal gehört. »Schauen wir mal, wie viele sich von den acht befruchten lassen?«

Mein Herz rutschte mir bis zu den Knien. *Super. Das war mal wieder klar. Es lag an mir. Das konnte nichts werden.* Mein Kopf spulte das mir inzwischen wohlbekannte Programm von Zweifeln und Ängsten ab. Kam ein positiver Gedanke auf, wie zum Beispiel »*Hey, es sind immerhin acht*«, folgte umgehend ein negativer Gedanke, der meine aufkeimende Hoffnung zunichtemachte: »*Mag sein, aber diese acht müssen sich auch erst mal befruchten lassen.*«

Mit gemischten Gefühlen fuhr ich nach Hause. Christian versuchte mich aufzubauen. Er redete mir gut zu, nahm sich Zeit für mich und war unglaublich verständnisvoll. Wie konnte er bei all dem nur so ruhig bleiben?

Bereits kurze Zeit später klingelte das Telefon. Auf gute Neuigkeiten hoffend stürzte ich zum Apparat, mein Herz raste. Die Kinderwunschklinik. Ich erkannte die Nummer bereits an der Vorwahl.

»Hallo?«, meldete ich mich eilig.

Guten Tag, hier ist die Kinderwunschklinik. Darf ich Sie einmal zum Doktor durchstellen?«

Noch während ich die Frage bejahte, hängte mich die Sprechstundengehilfin in die Warteschleife. Die Warteschleifenmusik ertönte nur kurz und schon hatte ich den Arzt am Apparat, der auch die OP durchführte.

»Guten Tag«, ich fand seine Stimme und die Wahl seiner

Worte abgeklärt und ohne Emotionen, sachlich eben: »Eine Eizelle hat sich befruchten lassen.«

»Eine?«

»Genau. Zwei weitere sind noch unter Beobachtung.«

Diese Nachricht riss mir den Boden unter den Füßen weg. Nur eine einzige Eizelle hatte es geschafft. Das konnte einfach nichts werden. Statt den kleinen Fortschritt zu würdigen, übernahmen einmal mehr meine Zweifel die Kontrolle über meine Gedanken. Ich hatte doch alles getan, was notwendig war. Ich hatte mich gesünder ernährt und abgenommen, hatte mich der Hormontherapie unterzogen und auch Christian überredet, mit dem Rauchen aufzuhören, um gar nicht erst passiv dem Rauch ausgesetzt zu sein. Alles, von dem mir gesagt worden war, es würde helfen, hatte ich umgesetzt. Und jetzt hatte es wirklich nur eine Eizelle überhaupt geschafft, sich befruchten zu lassen? Ich konnte einfach nichts mehr sagen und wollte einen Termin bei meinem, mir bereits vertrauten Arzt, der mich schon über die ganze Zeit der Kinderwunschbehandlung begleitete. Er könnte mir das bestimmt erklären. Nichtsdestotrotz musste ich es erst mal so hinnehmen, wie es war. Ich verabschiedete mich von dem Arzt, der mich zur Terminabsprache durchstellte. Ich bekam nun von der Arzthelferin einen Termin für den sogenannten Embryotransfer (Einsetzen der Embryonen in die Gebärmutter) in 3 Tagen, und dann sehen wir auch, wie die anderen beiden Eizellen sich entwickelt haben, erklärte sie mir.

»Schönen Tag und auf Wiedersehen«, fügte die Arzthelferin noch hinzu und legte den Hörer auf.

Meinem Frust und meiner Enttäuschung ließ ich gleich nach dem Gespräch in einem weiteren Telefonat freien Lauf. Noch bevor wir mit unserer Kinderwunschbehandlung anfingen, weihte mich eine Freundin auch in ihre Geschichte des unerfüllten Kinderwunsches ein. Dieses Paar hatte sich ebenfalls dazu entschieden, niemanden, nicht mal die eigene Familie, darüber aufzuklären. Geahnt hatte ich es schon länger, doch wenn keiner etwas erzählen möchte, akzeptiere ich es auch. Ich kann diese Entscheidung einfach so gut nachvollziehen und gleichzeitig merke ich auch, dass der eigene Druck immer größer wird, besonders, wenn man niemanden zum Reden hat. Termine koordinieren, immer wieder Fragen zur Familienplanung beantworten, nicht zeigen können, wie es einem wirklich geht. Immer im Kopf zu haben, niemand soll etwas von der Problematik merken, das ist schon schwierig und oftmals über so lange Zeit auch wirklich anstrengend und Kräfte zehrend. Bei unserem letzten Treffen bei mir zu Hause redeten wir natürlich über ihre Kinderwunschbehandlung und wie sehr sie sich Kinder wünschte. Ganz plötzlich konnte ich nicht mehr innehalten und es brach einfach so unter Tränen aus mir heraus. »Wir sind auch in einer Kinderwunschklinik, ich werde einfach nicht schwanger, es will einfach nicht klappen.« Nach diesem Geständnis hatte ich fortan eine Verbündete. Da war es für uns ein großer Vorteil, dass wenigstens wir uns hatten, um uns austauschen zu können. Diese Freundin rief ich an und machte meinen Gefühlen Luft. Sie hingegen erkannte den Fortschritt: »Aber eine ist doch immerhin eine große Chance!«, widersprach sie meinen Schilderungen. Doch zu diesem Zeitpunkt konnte ich ihren Blickwinkel nicht annehmen.

»Und sagte der Arzt nicht, zwei weitere Eizellen stünden noch unter Beobachtung?«

»Schon, aber das wird sowieso nichts«, entgegnete ich missmutig.

»Wir werden ja sehen«, antwortete meine Freundin diplomatisch.

Im Gegensatz zu mir hatte sie die guten Neuigkeiten längst erkannt.

Nur drei Tage später fuhr ich zu meinem nächsten Termin in die Kinderwunschklinik. Christian musste arbeiten und konnte mich daher leider nicht begleiten. Wieder saß ich mit all diesen Frauen und mit voller Blase in dem Wartezimmer, gemeinsam hoffend auf das gleiche positive Ergebnis. Ich musste wirklich dringend aufs Klo, aber ich durfte nicht. Unter keinen Umständen. Eher hätte ich mir einen Finger abgehakt. Es heißt, wenn die Blase voll ist, kann der Arzt die Gebärmutter besser sehen und so die Embryonen besser und sehr zielgenau dorthin platzieren, wo er sie hinhaben möchte. Ich hätte für den Erfolg wirklich alles Notwendige getan. Nach einer gefühlten Ewigkeit war ich an der Reihe. Mein mir vertrauter Arzt berichtete mir, dass es gute Nachrichten gab und kam unvermittelt zum Punkt.

»Sie haben Glück, die anderen beiden Eizellen haben sich auch noch befruchten lassen. Auch die Zellteilung hat begonnen. Ich strahlte übers ganze Gesicht. Wie viele Embryonen wollen wir denn einsetzen?«

Ich überlegte keine Sekunde.

»Alle drei natürlich«, antwortete ich gleichermaßen naiv wie bestimmt.

Hätte der Arzt mir von vier befruchteten Eizellen berichtet, meine Antwort wäre die absolut gleiche gewesen: Alle. Würde ich allerdings heute noch mal vor dieser Entscheidung stehen, würde ich mir nur noch höchstens zwei Embryonen einsetzen lassen, um das Risiko einer Mehrlingsschwangerschaft so weit wie möglich zu minimieren. Ich liebe jedes einzelne meiner Kinder und ich möchte es heute natürlich nicht anders haben. Aber eine Mehrlingsschwangerschaft ist einfach mit so vielen Risiken verbunden, angefangen mit der Frühgeburt und den damit verbundenen Komplikationen. Heutzutage ist die Medizin doch schon so fortgeschritten, dass die Erfolgschancen auch bei ein oder höchstens zwei eingesetzten Embryonen immer Erfolg versprechender werden.

»Die Qualität Ihrer Embryonen ist wie gewünscht gut. Okay, dann setzen wir drei ein.« Der Arzt nickte zustimmend.

Ein weiteres Aufklärungsgespräch oder gar Warnungen?

Fehlanzeige. Vermutlich hätte ich diese sowieso in den Wind geschlagen. Sofort rechnete ich mir in Gedanken aus, wie die Chancen für eine Schwangerschaft standen. Nicht jedoch mithilfe medizinischer Statistiken und Wahrscheinlichkeitsrechnung, sondern anhand der mir innewohnenden Logik: *»Aller guten Dinge sind drei. Wenn drei Eizellen befruchtet sind, dann muss wenigstens eine davon sich zu einem kleinen Menschen entwickeln.«*

Nachdem der Arzt mir die Embryonen, punktgenau in die Gebärmutter eingesetzt hatte, zeigte er mir auf dem Monitor des Ultraschallgerätes noch mal ganz genau, wo die Embryonen sich gerade befanden und signalisierte mir, dass der Katheter leer war. Nun erklärte mein Arzt mir mit hoffnungsvoller Stimme, dass medizinisch nun der letzte Schritt getan und gelungen ist. Das was jetzt kommt, nämlich dass sich ein Embryo festsetzt und sich eine Schwangerschaft fortsetzt, ist das Wunder, auf das wir jetzt hoffen. Es liegt nun nicht mehr in unserer Hand. Ich sollte noch einen Augenblick liegen bleiben und könnte dann nach Hause fahren und könnte mich ganz normal verhalten. Ich brauchte auf nichts Besonderes achten. Er verabschiedete sich und wünschte mir noch viel Glück. Wenn in vierzehn Tagen meine Periode noch nicht eingesetzt hat, würde ich bitte zum Bluttest vorbeikommen. Als ich die ersten Bewegungen machte, um nach Hause zu fahren, bewegte ich mich so vorsichtig, wie ich nur konnte. Auf Klo war ich immer noch nicht, ich hatte ernsthaft Angst davor, die gerade eingesetzten Embryonen zu verlieren. Vor der Tür der Klinik atmete ich tief durch. Für den Augenblick war ich erleichtert, alles hinter mich gebracht zu haben. Ich kramte in meiner Handtasche nach meinem Handy und rief Christian an, der heute vor Ort leider nicht dabei sein konnte. »Ich habe mir gerade drei Babys abgeholt«, eröffnete ich ihm unvermittelt . Ich hörte sein Schmunzeln durch die Leitung: »Okay.«

Auf der Heimfahrt spürte ich zum ersten Mal einen Anflug von Hoffnung. *Diesmal klappt es.* Dafür würde ich alles tun. Hatte ich schon zuvor meine Ernährung umgestellt und Christian genötigt, das Rauchen aufzugeben, wurde es nun für meinen Mann besonders anstrengend mit mir. Ich hatte den abstrusen Gedanken, die eingesetzten Eizellen könnten ohne Weiteres aus mir herausfallen. Das führte dazu, dass ich in den folgenden Tagen so wenig wie möglich aufstand. Stattdessen wurden Couch und Bett mein vorläufiges Zuhause. Selbst Toilettengänge zögerte ich aus der Angst heraus hinaus, eines der Embryonen selbstverschuldet wieder zu verlieren. Christian ertrug mein überängstliches Verhalten mit Fassung. Er brachte mir Getränke, bekochte mich und erledigte jeden Gang, den ich für mich selbst zu vermeiden versuchte und den er mir abnehmen konnte. Glücklicherweise hatte ich zu jener Zeit gerade Urlaub, sodass ich mein Verhalten weder aufmerksamen Kollegen noch meinem Arbeitgeber erklären musste.

3 ENDLICH SCHWANGER

Nachdem mir die drei Embryonen eingesetzt worden waren, fielen mir schwangere Frauen noch deutlicher auf als zuvor schon. Setzte ich meine Füße doch einmal vor die Tür, sprangen sie mir förmlich ins Auge. Die Frau vor mir an der Supermarktkasse? Schwanger. Meine Bekannte, die drei Straßen weiter wohnte? Ihr Bauch war eindeutig zu erkennen. Nur bei mir tat sich nichts. Wie auch? Bestimmt hatte es wieder nicht geklappt. Bestimmt war irgendetwas schiefgegangen.

Am 27. August 2010, am Geburtstag meiner Mutter, verspürte ich plötzlich einen ungewöhnlichen Appetit. Bevor Christian und ich zum gemeinsamen Essen bei meinen Eltern aufbrachen, konnte ich den Wunsch nicht unterdrücken: Ich brauchte ganz dringend eine große Portion Pommes frites. Ein Glück, hätte ich denken können, denn das Essen, das der Partyservice zur Geburtstagsfeier meiner Mutter geliefert hatte, war alles andere als appetitlich. Die Schnitzel trieften vor Fett, die Bratkartoffeln waren nicht nur ein bisschen angebrannt, sondern nahezu schwarz. Doch beides hielt mich nicht davon ab, meinen Teller mit einer ordentlichen Portion des deftigen Essens zu füllen. Christian zog eine Grimasse: »Dass du noch Hunger hast ...«

Meine Mutter, die nichts von meinem heimlichen

Fast-Food-Intermezzo wusste, staunte ebenfalls. »Es tut mir wirklich leid, dass das Essen so furchtbar ist. Diesen Partyservice werde ich nicht mehr beauftragen. Das geht ja gar nicht.« Kaum einer der Gäste rührte das Essen an, nur ich kaute fröhlich weiter auf verkohlten Kartoffeln und öligem Schnitzel.

»Also mir schmeckt's prima!«

14 Tage später und immer noch keine Periode. Doch ich wagte es nicht wirklich, daran zu denken, dass ich schwanger sein könnte. Zu groß wäre der Schmerz, wieder enttäuscht zu werden. Die letzten 14 Tage waren anstrengend und sehr belastend. Bei jedem Toilettengang saß mir die Angst im Nacken, bitte lass mich nicht meine Tage bekommen. Täglich begleitete mich die Angst, dass ich den schweren Weg bis hier geschafft habe und kurz vorm Ziel wieder die große Enttäuschung kommt, die dir den Boden unter den Füßen wegzieht und du mittlerweile kraftlos wieder von vorn beginnen musst. Lieber Gott, das durfte nicht passieren. Nicht so kurz vorm Ziel. Heute war der Tag der Wahrheit gekommen. Morgen hatte ich auch noch Geburtstag. Ich wusste, das es entweder der bisher schönste oder der traurigste Geburtstag werden würde. Ich fuhr in die Kinderwunschklinik und ließ mir Blut abnehmen und der HCG-Wert würde geprüft werden. So, das wäre geschafft. Die Arzthelferin bat mich gegen Mittag, so um 12.00 Uhr, anzurufen und das Ergebnis zu erfragen. Bis 12.30 Uhr wäre jemand in der Praxis. Ich stellte mich seelisch schon mal darauf ein, dass die Mitteilung

sein wird, dass der Wert nicht auf eine Schwangerschaft hindeutete. Zu Hause angekommen, starrte ich auf die Uhr und wartete, bis die Zeiger endlich auf der 12 standen. Aufgeregt wählte ich die Praxisnummer und hielt nervös den Hörer ans Ohr, um mir bestätigen zu lassen, dass es wieder einmal nicht geklappt hatte. Es ertönte das Besetzzeichen. Ich traute meinen Ohren nicht. Das konnte nicht sein! Mir blieb also nichts weiter übrig, als abzuwarten, um zum wiederholten Male die Nummer zu wählen. Wieso sollte ich denn bitte bis mittags dort anrufen, wenn niemand ranging? Normalerweise wäre ich nervös auf und ab gelaufen, doch auch jetzt noch versuchte ich, übermäßige Bewegung sicherheitshalber zu vermeiden. Dann um kurz vor halb eins endlich erreichte ich jemanden in der Praxis.

»Hallo, wir haben Ihre Blutwerte vorliegen. Ihr HCG-Wert ist ziemlich hoch.«

Was sollte das jetzt wieder heißen? War das gut oder schlecht?

»Und was genau bedeutet das?«

»Sie sind mit großer Wahrscheinlichkeit schwanger«, hörte ich die Stimme durch den Hörer sagen.

Wumms. Hatte die Frau am anderen Ende der Leitung das gerade wirklich gesagt? Ein paar Tage später sollte ich zur Untersuchung vorbeikommen und wir beendeten das Gespräch. Ich legte den Hörer auf und Tränen schossen mir direkt in die Augen und kullerten mir hemmungslos die Wangen herunter. Ich bin schwanger. Die Arzthelferin hat wirklich zu mir gesagt, dass ich schwanger bin. Es war kein Traum, ich bin schwanger. Ich hätte Luftsprünge machen können, die ganze Welt hätte ich umarmen können. Ich war unfassbar glücklich. Diese Nachricht war überwältigend. Negative Gedanken, die versuchten, ihren Weg zu finden, wie zum Beispiel »vielleicht ist es ja eine Eileiterschwangerschaft« hatten in diesem Moment keinen Platz und wurden für den Moment des Glücks zur Seite geschoben.

Nachdem meine Tränen wieder getrocknet waren, schnappte ich mir Handtasche und Autoschlüssel und fuhr in die Apotheke. Immer wieder hatte ich in der Vergangenheit darauf gehofft, dass es endlich geklappt hatte. Jeder einzelne Schwangerschaftstest war bisher negativ gewesen. Heute würde es anders sein. Ich musste die zwei Striche mit eigenen Augen sehen. Wie würde es sich anfühlen, wenn die ersehnten zwei Striche endlich auftauchten? Aufgeregt packte ich den Schwangerschaftstest vorsichtig aus und las ganz aufmerksam die Gebrauchsanleitung, um nichts falsch zu machen. Ich ging Schritt für Schritt die Anleitung durch und erledigte die hier aufgeführten Schritte der Reihe nach sehr gewissenhaft. Nun legte ich den Test mit dem ineinandergeschobenen Stäbchen waagerecht auf die Seite und stellte meinen Handywecker mit der angegebenen Wartezeit. Jetzt hieß es abwarten. Ich traute mich gar nicht hinzuschauen, ich saß auf dem Badewannenrand und kaute aufgeregt an meinen Fingernägeln. Ich hatte solche Angst davor, diese zwei Striche nicht zu sehen. Plötzlich ertönte ein lautes Geräusch

– mein Wecker. Die Zeit war um. Ich eilte zum Schwangerschaftstest und da erblickte ich sie, die lang ersehnten zwei Striche. Sie waren ganz deutlich zu sehen! Sie waren wirklich da. Ein totaler Glücksmoment, die totale Freude über dieses Ergebnis. Diesen besonderen Moment wollte ich unbedingt jetzt sofort mit Christian teilen, der leider arbeiten war. Also fotografierte ich das Testergebnis und schickte Christian ein Bild mit den Worten: Wir sind endlich schwanger. Es ist wahr, wir werden endlich Eltern. Zum ersten Mal hatte ich das Gefühl, etwas von meiner Anspannung zu verlieren und die geballte Freude einfach für den Moment genießen zu können.

Zwei Wochen später hatte ich einen weiteren Untersuchungstermin in der Kinderwunschklinik. Auf der Fahrt durchlebte ich das gleiche Gedankenchaos, das ich nun schon so lange gewohnt war.

»Was, wenn es sich um eine Eileiterschwangerschaft handelt?

Was, wenn sich die Arzthelferin doch vertan hat?« Oder der Schwangerschaftstest doch falsch angezeigt hatte?

Wieder malte ich mir in meinem Kopf die schlimmsten Ereignisse aus, die meinen Traum zunichtemachen würden. Im Nachhinein denke ich, ich wollte mich selbst davor schützen, eine zu große Enttäuschung zu erleben, falls es wieder nicht geklappt hatte. Seit ich denken konnte, wollte ich Mutter sein. Seit über drei Jahren hatte ich versucht, schwanger zu werden. Ich traute mich nicht, an die frisch verkündete

Schwangerschaft zu glauben, und voll und ganz darauf zu vertrauen, dass alles gut werden würde.

Als meine Ärztin während der Untersuchung nachdenkliche Laute von sich gab und ihr Blick gewissenhaft ein zweites und drittes Mal den Bildschirm mit dem Ultraschallbild prüfte, sah ich meine Ängste bestätigt. Ich seufzte.

»Ist irgendetwas nicht in Ordnung?«, fragte ich kaum hörbar.

Meine Ärztin wandte sich zu mir, ohne ein Wort zu sagen. Dann hob sie ihre rechte Hand und zeigte mir Zeige-, Mittel- und Ringfinger.

»Was heißt das?«

Die Ärztin lächelte mich an.

»Es sind drei.«

Unbändige Freude stieg in mir auf. *Drei. Es waren drei. Ich würde drei Babys bekommen.* Ich konnte mein Glück kaum fassen. Etwas erwidern konnte ich in diesem Moment nicht. Endlich ging mein sehnlichster Wunsch in Erfüllung. Mehr als das. Ich war nicht nur mit einem Baby schwanger, sondern plötzlich trug ich Drillinge in mir. Mit dieser Nachricht war die Betreuung durch die Kinderwunschklinik und die dortige Ärztin zu Ende – Auftrag erfüllt, Fall erledigt. »Besorgen Sie sich am besten eine Haushaltshilfe, dann schaffen Sie das.« Das waren die letzten Worte der Ärztin, die ich an diesem Tag zum letzten Mal sah.

Als ich die Nachricht erhielt, mit drei Kindern schwanger zu sein, war ich erleichtert. Ich dachte mir: *Was auch immer passiert, eines der drei wird dir bleiben.* Nicht umsonst war gerade die Zeit bis zur zwölften Schwangerschaftswoche entscheidend. Ich hatte Bedenken und klammerte mich an den Gedanken, dass es wenigstens ein Kind unbedingt schaffen musste. Eines dieser drei kleinen Geschöpfe würde ich in jedem Fall in meinem Arm halten. Von diesem Zeitpunkt an fühlte ich mich etwas freier, sah nicht mehr grundsätzlich alles negativ.

Nun stand ich vor der nächsten Herausforderung: Ich wollte mir eine neue Frauenärztin vor Ort suchen. Die Kinderwunschklinik übernimmt die Patienten ausschließlich bis zum Eintreten der Schwangerschaft und meine bisherige Frauenärztin ist einfach von unserem Wohnort zu weit weg. Ich konnte mir gut vorstellen, dass eine Drillingsschwangerschaft vielleicht etwas engmaschiger betreut wird, und da empfand ich 40 Minuten Autofahrt schon gedanklich als wahnsinnig anstrengend. Auch die Angst, dass den drei Lebewesen in meinem Bauch etwas zustoßen könnte, kam immer wieder hoch. Ich versuchte, die Panik beiseitezuschieben. Ich überlegte hin und her und beschloss, mich erst einmal von meinem Hausarzt krankschreiben zu lassen und die Zeit zu nutzen, mir in Ruhe eine neue Frauenarztpraxis vielleicht im Nachbarort zu suchen. Mein Hausarzt war sehr verständnisvoll und schrieb mich für eine Woche krank. Endlich konnte ich durchatmen. Minuten hatten sich in den letzten Wochen und

Monaten wie Stunden angefühlt – und plötzlich ging alles so schnell.

»Übrigens zwei Straßen weiter gibt es seit vier Wochen auch eine Frauenarztpraxis. Die ist ganz frisch übernommen worden«, informierte mich mein Hausarzt.

»Tatsächlich? Das wäre ja super! Und nur zwei Straßen weiter.«

Nachdem ich meine Gedanken zu Hause ein wenig geordnet hatte, griff ich zum Hörer und rief in der empfohlenen Frauen-arztpraxis an. Die Sprechstundenhilfe wirkte sympathisch und aufgeschlossen.

»Kommen Sie gern am Donnerstag vorbei, dann können Sie die Ärztin gleich kennenlernen.«

Drei Tage später lernte ich die Frauenärztin kennen. Sie hatte sich dort niedergelassen und begrüßte mich freundlich. Von Beginn an fühlte ich mich bei ihr in guten Händen. Sie wirkte kompetent und gab mir Sicherheit. Sie führte einen Ultraschall durch und lachte mich an: »Es sind drei. Alles ist gut. Das ist ja lustig. Meine erste schwangere Patientin und dann gleich mit Drillingen.«

Dann erklärte sie mir das weitere Vorgehen: »Wir machen es so: Sie kommen nach der zwölften Woche wieder, dann erhalten Sie Ihren Mutterpass und wir schauen, wie die Natur sich entscheidet. Im Moment ist alles so, wie es sein soll.« Das klang gut.

Nach der zwölften Woche sahen wir uns wieder, und

sie hatte erfreuliche Nachrichten für mich: »Es ist alles in Ordnung. Alle drei Herztöne sind deutlich zu hören, keine Auffälligkeiten.« Da es sich um eine Risikoschwangerschaft handelte, bekam ich für die gesamte Zeit ein Beschäftigungsverbot in der Kita und konnte mich von da an ganz auf meine Schwangerschaft und die Ankunft meiner Drillinge konzentrieren.

Ich war erleichtert. Stressfrei durch diese Zeit zu gehen, würde sicherlich auch für die Ungeborenen in meinem Bauch und ihre Entwicklung gut sein. Nun hatten die drei Kleinen und ich bereits zwölf gemeinsame Wochen überstanden und langsam begann ich zu realisieren, dass es alle drei schaffen würden. Ich würde Drillinge bekommen. Wow. Der Geburtstermin wurde von der Frauenärztin auf den 12. Mai 2011 festgelegt. Außerdem bekam ich eine unglaublich fachkompetente Begleitung durch Ärzte einer Klinik, die viel Erfahrung mit Mehrlingsgeburten hat. Meine Frauenärztin schickte mich während der Schwangerschaft zum Beispiel zur großen Ultraschalluntersuchung dorthin und ich entschied mich relativ früh, meine Kinder dort auch zu entbinden. Ich kannte mich dort aus und fühlte mich dort sehr gut versorgt und aufgehoben. Außerdem befand sich direkt an der Frauenklinik eine Neugeborenenintensivstation und eine Kinderklinik. So wäre ich gut vorbereitet gewesen, wenn die Kinder nach der Geburt eine schnelle medizinische Versorgung benötigen würden. Dieser Gedanke war mir sehr wichtig, dass keine langen Transportwege vor uns lagen, das beruhigte mich. Aber zuerst mussten meine drei Ungeborenen und ich die Schwangerschaft überstehen. In den ersten 12 Wochen war mir tatsächlich immer etwas übel, sodass ich das Gefühl nach etwas Essbarem verspürte, in der Hoffnung, die Übelkeit verschwindet. Übergeben musste ich mich nie und in der 12. Woche verschwand die Übelkeit plötzlich von ganz allein. Ich hatte regelrecht eine Bilderbuchschwangerschaft. Das, was ich mir in der 28. Schwangerschaftswoche besorgte, war ein Gurt, der unter den Bauch geschnallt wurde, um den mittlerweile riesigen Bauch mit einem Durchmesser von gemessenen 110 cm zu stützen. Den Kindern im Mutterleib ging es gut und ich wünschte mir, das es auch so blieb.

Ich hatte mittlerweile auch nicht mehr ganz so riesige Angst, dass etwas mit den Kindern nicht in Ordnung sein könnte. Natürlich war ich vor jeder Untersuchung, vor jeder Ultraschalluntersuchung extrem nervös und betete zu Gott, dass die Kinder gesund waren.

Manchmal ließ ich mich doch schnell durch Äußerungen in meiner Umgebung verunsichern. Wenn Freundinnen, die bereits Kinder hatten, auf meine Aussagen wie »Morgenübelkeit habe ich zum Glück keine« wie folgt reagierten: »Warte es erst mal ab, das kommt sicherlich noch.«

Würde das nun bedeuten, dass ich nun doch noch Morgenübelkeit erleben würde, obwohl die Hälfte der Schwangerschaft bereits hinter mir lag?

»Mir geht es prima. Keine Rückenschmerzen, keines der Kinder drückt unangenehm auf irgendeinen Nerv« – »Man sollte den Tag nicht vor dem Abend loben« war die Reaktion.

Ich seufzte innerlich. Vielleicht hatten sie recht. Trotzdem wollte ich mir diese Denkweise, die ich mir doch gerade erst selbst abgewöhnt hatte, nicht wieder aneignen. Ich war überglücklich, dass die Schwangerschaft bisher ohne Zwischenfälle verlaufen war und war überzeugt, es würde genauso weitergehen. Von diesem Gedanken ließ ich mich um nichts in der Welt abbringen. Bisher hatte ich noch jede Hürde genommen und war auch bereit, jede weitere Hürde zu bewältigen. Zum einen blieb mir ja nichts anderes übrig und zum anderen würde ich für diese kleinen Wesen in meinem Bauch jetzt schon alles tun. Unsere Familienmitglieder waren alle sehr fürsorglich. Wenn wir zum Beispiel irgendwo zu Besuch waren, bekam ich einen extra Stuhl hingestellt, um nicht auf der tiefen Couch Platz nehmen zu müssen. Das habe ich sehr zu schätzen gewusst und mich unglaublich darüber gefreut, so umsorgt zu werden. Ich selbst wollte damals ja mit so wenig Menschen wie möglich über die Thematik sprechen, und trotzdem war ich froh darüber, dass unsere Familie Bescheid wusste und mich so in der Schwangerschaft und auch später unterstützt haben.

Während der Schwangerschaft wurden mir viele Dinge vereinfacht, viele Entscheidungen abgenommen, einfach weil ich immer die Wahl zwischen zwei Optionen hatte, von denen eine unter keinen Umständen infrage kam. Ich stand vor der Frage, ob ich eine Nackenfaltenmessung bei meinen Babys durchführen lassen wollte. Mithilfe dieser Methode können Ärzte das Risiko für bestimmte genetische Erkrankungen einschätzen. Stellen die Ärzte eine verdickte Nackenfalte fest, kann daraus z. B. auf Trisomie, einen Herzfehler, mögliche Infektionen und andere Beeinträchtigungen geschlossen werden. Im Gespräch mit meiner betreuenden Ärztin erklärte sie mir, dass wir zwar die Messung durchführen konnten, sollte das Ergebnis jedoch bei einem einzigen meiner drei Babys eine Beeinträchtigung offenlegen, könnte ich mich nur entweder gegen alle drei oder für alle drei entscheiden. Mit diesem Wissen fiel die Entscheidung leicht. Denn für mich stand fest: Ich bekomme diese Babys. Sie waren ein Geschenk, ein dreifaches Wunder und alles würde kommen, wie es kommen sollte. Ähnlich verhielt es sich mit der Wahl zwischen natürlicher Geburt und Kaiserschnitt. Meine Ärztin erläuterte mir, dass der natürliche Geburtsvorgang für das Baby, welches als letztes das Licht der Welt erblickte, viel zu lange dauern könnte. Warum sollten wir da ein Risiko eingehen? Somit war der Kaiserschnitt gesetzt. Mich erleichterte das. Ich musste diese schwierigen Entscheidungen nicht abwägen und durchdenken, sondern die Antwort lag schon auf der Hand, sodass ich mich daher auch nicht falsch entscheiden konnte. Das ersparte mir einige schlaflose Nächte. Manche anderen Entscheidungen blieben mir natürlich nicht erspart. Mit der Festlegung auf einen Kaiserschnitt stellte sich mir die Frage nach einem Termin. Es widerstrebte mir, ein Datum festzulegen, an dem meine Kinder aus meinem Bauch geholt werden sollten. Ich spürte, wie sich wieder dieser altbekannte Druck aufbaute. Also beschloss ich, einen ungefähren Termin festzulegen, diesen aber niemandem mitzuteilen. Eine Woche vor diesem nur mir bekannten Termin beschloss auch meine Frauenärztin, dass es nun an der Zeit war, mich in die Geburtsklinik zu überweisen.

»Sie sind jetzt in der dreiunddreißigsten Woche. Ich würde Sie gerne schon einweisen und dann können die Ärzte vor Ort ganz in Ruhe mit Ihnen überlegen, wann ihre Kinder tatsächlich geholt werden. Zum jetzigen Zeitpunkt sollten Sie nicht mehr überall herumlaufen, sondern in der Klinik sein, falls etwas Unerwartetes passiert.«

Das erschien mir logisch und ich folgte ihrem Rat.

In der Geburtsklinik ging es besonders lustig zu. Der Chefarzt kam, um mich zu untersuchen, und wurde von einem Assistenzarzt begleitet. Dieser befand sich offensichtlich noch völlig am Anfang seiner Ausbildung. Der Chefarzt hatte ihn nur über meine nicht zu übersehende Schwangerschaft informiert und forderte seinen Assistenten auf, mich zu untersuchen. Der Chefarzt zwinkerte mir zu:

»So, sagen Sie jetzt mal bitte nichts.« Ich nickte.

Der Chefarzt wandte sich seinem Begleiter zu:

»Jetzt stellen Sie sich mal vor, diese Frau liegt ohnmächtig auf der Straße. Sie kommen als Erster zu ihr und Sie sehen ja, sie ist schwanger.«

Der Assistenzarzt tastete mich ab und ich musste mir mein Grinsen verkneifen. Seine Verwirrung war ihm deutlich anzusehen. So viele Gliedmaßen, das kam ihm doch etwas komisch vor. Nach ein paar Minuten löste der Chefarzt die Neckerei auf, um sich gleich darauf wieder mir zuzuwenden. »Wir sollten nicht wesentlich länger warten. Wir suchen uns jetzt einen schönen Tag aus«, bestimmte er freundlich. »Der 6. April wäre doch toll!«

Ich schluckte. Der 6. April war der Todestag meiner geliebten Großmutter. Sofort legte ich mein Veto ein.

Wir einigten uns auf eine Woche früher, auf den 30. März. Das Datum fand ich ideal. Die Drei war meine Glückszahl. Ich war mittlerweile dreiunddreißig. Wenn ich Lotto spielte, waren auch stets Dreien im Spiel. Es würden drei Kinder zur Welt kommen. Aller guten Dinge waren drei.

Um Punkt Mitternacht am 30. März platzte die erste Fruchtblase.

Jetzt wird es ernst, kam mir in den Sinn. Kurz nachdem ich nach einem Pfleger geklingelt hatte, stand dieser schon im Raum.

»Dann lassen Sie uns mal wieder Ihren Blutdruck messen.«

Ich lachte. »Den brauchen Sie nicht mehr zu messen. Es geht los.«

Sofort holte er einen Rollstuhl und schob mich durch die Gänge der Geburtsklinik in einen der Kreißsäle.

»Stehen Sie bitte auf und ...«

»Ich kann nicht aufstehen«, fuhr ich ihm ins Wort. Bei jeder Bewegung spürte ich etwas mehr Fruchtwasser an meinen Beinen herunterlaufen. Das war schon sehr unangenehm. Doch mein Widerspruch half nicht.

»Sie müssen aufstehen. Ihre Kinder wollen auf die Welt.«

Er hatte recht. Ich musste irgendwie in das bereitgestellte Bett im Kreißsaal gelangen. Unter großer Anstrengung und etwas Scham erhob ich mich aus dem Rollstuhl. Die Röte in meinem Gesicht war wohl kaum zu übersehen und nun hievte ich meinen übergroßen Bauch und mich in das Bett vor mir. Ich erinnerte mich an die Worte einer sehr guten Freundin, die mir mal sagte: Während der Geburt solltest du deine Gefühle besser einfach vor der Tür lassen. Einfach war erst mal leichter gesagt als getan. Aber ich denke, ich hatte verstanden, was sie meinte. Meine Scham über meine mit Fruchtwasser durchtränkte Hose, war hier fehl am Platz, denn ich wollte ja meine Kinder auf die Welt bringen und dafür war ich bereit alles zu tun, was von mir verlangt wurde. Der Kaiserschnitt war eigentlich für den kommenden Morgen geplant, die Kinderärzte, die Ärzte für die Anästhesie und auch Christian sollten ab sieben Uhr morgens eintreffen. Jetzt war es eine Viertelstunde nach Mitternacht. Vorsichtshalber wurde mir ein OP-Hemd angezogen, um schnell handeln zu können, falls es nötig gewesen wäre. Mir wurde bereits auf der Handoberfläche ein Zugang für den späteren Tropf gelegt und so war ich vorbereitet. Ich spürte die allgemeine Stimmung, die Nervosität und die Aufregung des Personals. Die Schwester rief den Oberarzt an, der auch erst am Morgen vor Ort sein sollte und fragte nach, wie sie sich hinsichtlich meiner Verfassung verhalten sollten. Drillinge auf die Welt zu bringen, war wohl auch hier in dieser Klinik nicht alltäglich.

»Wir machen jetzt keine Hauruckaktion. Aktuell geht es allen Beteiligten gut. Wir schließen Sie an den Wehenschreiber an und überwachen ihre Kinder. Bleibt Ihr Zustand und der ihrer Kinder weiterhin so gut, holen wir die Kinder wie geplant um sieben Uhr.« Ansonsten benachrichtigen wir ihren Mann frühzeitig und bestellen ihn eher in die Klinik, hieß die Anordnung des Oberarztes. Plötzlich kam eine Frau auf mich zu und stellte sich mir als meine Hebamme vor, die mich in der Zeit während der Geburt begleiten würde. Es gab durchaus Menschen, für die ich mehr Sympathie empfand, aber wie sich später herausstellte, war sie fachlich gut und sehr professionell. Und sie hat sich wirklich sehr gut um mich gekümmert.

Sieben Stunden später war es so weit. Das Fachpersonal war bereit und es waren einige Menschen um mich rum. Ich wurde in den OP gefahren und fand diesen Raum ungemütlich und kalt. Normalerweise würde ich einen Kreißsaal fast schon als gemütlich, familiär und bunt beschreiben. Dieser OP-Raum war vom Boden bis unter die Decke mit weißen Fliesen bestückt, so steril und alles andere als freundlich. Hier würde ich jetzt meine drei Babys zur Welt bringen, na super. Meine Gefühle fuhren Achterbahn. Mich überkam ein Gefühl von Angst und meine Nervosität wuchs ins Unermessliche. Würde alles gut gehen? Werden die Kinder gesund sein und wie wird es sein, bei so einem Kaiserschnitt? Werde ich den Schnitt merken, oder die PDA (Periduralanästhesie)? Fragen über Fragen, auf die mir gerade in diesem Moment keiner eine Antwort geben konnte oder wollte. Im gesamten Team waren die Aufgaben klar verteilt und jeder Einzelne kümmerte sich um die ihm zugeteilten Aufgaben. Die Kinderärzte waren zum Beispiel ausschließlich für die Begleitung und Überwachung der Drillinge da. Ich war sehr glücklich darüber, dass Christian mittlerweile da war. Bereits in OP-Kleidung hatte er sich links von mir, etwa auf Schulterhöhe platziert . Er lenkte mich ab, unterhielt sich mit mir, hielt meine Hand oder streichelte mir liebevoll den Arm. Das half mir dabei, etwas ruhiger zu werden. Nun erhielt ich eine Periduralanästhesie, kurz PDA, um keine Schmerzen zu spüren. Die Betäubungsspritze stellte sich als nicht so schlimm heraus, wie ich sie mir vorgestellt hatte. Vielleicht lag es auch an der freundlichen Narkoseärztin, die sich mit mir unterhielt, sodass ich weder die Spritze spürte noch viel vom Eingriff selbst mitbekam. Ich merkte, wie alle Gliedmaßen meines Unterleibs taub wurden und mein linkes Bein einfach von der Liege kippte. Ich hatte keine Kontrolle mehr über meine Bewegungen. Ich merkte nicht mal mehr, wie der Arzt das Bein wieder in die ursprüngliche Lage brachte. Nun fragte mich eine Stimme immer wieder, merken sie das? Merken sie das? Er erklärte mir, dass er mit einem Gegenstand prüfe, wie weit die Narkose schon wirken würde. Es waren einige Leute um mich, und dadurch, dass jeder für seine eigenen Aufgabenbereich zuständig war, gab mir das eine gewisse Sicherheit, dass die Menschen um mich herum alle sehr professionell arbeiteten und gut organisiert waren. Die Narkoseärztin war so freundlich und fragte mich, ob ich schon etwas merken würde? Ich antwortete ihr: Nee noch nicht. Und sie erklärte mir, dass der Arzt den Schnitt unterhalb des Bauches schon getätigt hatte und er jeden Augenblick die Kinder durch die Öffnung auf die Welt bringen wird. Das war für mich schwer vorstellbar, denn ich verspürte keinerlei Schmerzen, nur so ein Ruckeln konnte ich wahrnehmen. Mir wurde gerade bewusst, dass ich jetzt jeden Augenblick mein erstes Kind sehen könnte. Ich könnte es sehen und anschließend berühren, es riechen. Diese kleinen Wunder nach diesem langen, schweren Weg endlich »willkommen« heißen. Für dieses Glück war ich so unfassbar dankbar. Während ich gespannt und voller Erwartung auf dem Rücken lag, war ein grünes Tuch vor mir aufgespannt, weshalb ich den unteren Teil meines Körpers nicht sehen konnte. Plötzlich hielt der Chefarzt das erste Kind in die Höhe, sodass sein kleines Köpfchen über das Tuch reichte und ich es sehen konnte. Ich spürte wie mir die Tränen der Rührung und Freude über die Wangen kullerten. Der Arzt verstellte seine Stimme in eine quiekende Tonlage, die mich an die Muppets erinnerte:

»Hallo Mama, hallo Papa!«

Was war das denn jetzt?, dachte ich noch, während der

Arzt bereits das zweite Baby über das grüne Tuch in die Höhe streckte und die skurrile Begrüßung wiederholte.

»Hallo Mama, hallo Papa!«

Noch ein drittes Mal wiederholte sich das Schauspiel und schon wurden meine Babys weggebracht. Mir wurde zum Ablauf der Geburt vorweg schon erklärt, dass ich die drei erst einmal nur kurz sehen werde. Sie würden dann von den Kinderärzten mitgenommen und untersucht und anschließend wieder zu mir gebracht werden. In der Zeit werden die Ärzte sich um mich kümmern und meinen Bauch wieder zunähen. Ich ließ alles über mich ergehen, denn ich hatte nur noch die ersten Bilder meiner Kinder vor Augen und wartete sehnsüchtig darauf, sie wiederzusehen. Plötzlich wurde mir extrem schlecht und ich hatte das Gefühl mich übergeben zu müssen. Was war da los? Der Arzt erklärte Christian und mir, dass ich so starke Medikamente bekomme, um die extrem geweitete Gebärmutter dazu zu bringen, sich wieder zusammenzuziehen. Denn sonst könnte es eventuell zu starken Blutungen kommen, und das sollte vermieden werden. Dann war es endlich so weit. Zuerst wurde Nico zu mir gebracht. Er wurde mir an die Wange gehalten und er war so bildhübsch und roch so gut. Der erste Hautkontakt war einfach unvergesslich. Die Hormone spielten verrückt und die Tränen flossen mir wiederholt über die Wangen. Nico hatte eine kleine Mullbinde um seinen Kopf gebunden, ähnlich wie eine Mütze und darauf stand eine römische Eins. Nun kam Ella. Auch ihren Anblick werde ich nie vergessen. Sie sah so schön aus und trug die

Mullbinde mit der römischen Zwei darauf. Ich hätte sie am liebsten nicht mehr hergegeben. Sie zu spüren und endlich zu sehen war unbeschreiblich. Dann kam Jonah. Er trug die Mullbinde mit der römischen Drei darauf. Er wirkte ein bisschen zarter als die anderen beiden. Er war so niedlich, ich hätte ihn den ganzen Tag einfach nur anschauen können. Die Muttergefühle überkamen mich und das war einfach überwältigend. Ich kann nur sagen, das war das Schönste, was ich je erleben durfte. Christian und ich waren am Ziel unserer Träume. Nun waren wir eine richtige, große Familie. Die drei wurden jeweils in einen Inkubator gelegt, um ihnen zu helfen die Körpertemperatur zu halten. Ella hatte für die ersten drei Stunden noch eine Atemunterstützung. Ansonsten atmeten alle drei Kinder selbstständig und waren kerngesund. Die Kinder wurden nun auf die Säuglingsintensivstation gebracht, nicht weil es gesundheitlich notwendig war, sondern weil ich sie so näher bei mir haben konnte. Ich hatte das Glück, dass mein Zimmer, in dem ich untergebracht worden war, sehr nah bei meinen drei Kindern, also an der Kinderintensivstation lag. So war ich schnell bei ihnen, konnte sie versorgen und viel Zeit mit ihnen verbringen.

Währenddessen sich um die Kinder gekümmert wurde, kam die Hebamme zu mir und wollte nach dem Rechten sehen. Sie schlug die Decke nach hinten und ich erschrak. Es war alles voller Blut. Ich hörte sie nur sagen, dass es zu viel Blut sei und sie fing an mit ihrer Hand auf meinem Bauch rumzudrücken. Ich hätte vor Schmerzen durch die Decke gehen können, schließlich hatte ich gerade eine schwierige, erschöpfende Entbindung mit Kaiserschnitt hinter mir – inklusive frischer Narbe. Am liebsten wäre ich der Hebamme ins Gesicht gesprungen. Und dann erhielt ich auch noch einen Tropf, dessen Inhalt künstliche Nachwehen auslöste. Wenn diese Schmerzen den Anfangswehen einer Geburt entsprachen, war ich umso dankbarer, meine Kinder per Kaiserschnitt auf die Welt gebracht zu haben. Die Kontraktionen fühlten sich nach unfassbar heftigen Rückenschmerzen an. Ich konnte nicht liegen und wusste nicht, wie ich mich noch wenden sollte, um die Schmerzen zu lindern. Um meine Kraft nicht zu verlieren, und keine weiteren Blutungen zu bekommen, wurde besonderes Augenmerk auf das Zusammenziehen der Gebärmutter gelegt. Dafür waren diese Handlungen von großer Wichtigkeit. Und es war jetzt extrem wichtig, bei Kräften zu bleiben, um mich um unsere Kinder kümmern zu können.

Ziel war es natürlich, dass der Körper sich erholt. Denn unsere Kinder brauchten uns jetzt besonders. Ich wurde nach dem Verlassen des OPs, direkt mit meinem Bett, zu meinen Kindern gefahren, auf die Intensivstation. Christian war bereits bei den Babys und konnte es auch kaum glauben. Er ist jetzt dreifacher Papa. Wie stolz und verliebt er war, konnte ich ihm ansehen. Er strahlte übers ganze Gesicht. Auch er konnte nicht aufhören, die Kleinen anzuschauen und zu berühren. Der Anblick ließ mich meine ganzen Schmerzen für diesen Moment vergessen. Ich habe es mir mit den dreien und Christian schon schön vorgestellt, aber die Realität hat alles übertroffen. An dem Bettchen unserer Kinder hingen mittlerweile Namensschilder. Auf dem ersten konnte ich lesen: Nico, 45 cm groß und 2440 Gramm schwer, auf dem zweiten stand geschrieben: Ella, 46 cm groß und 2200 Gramm schwer und beim Dritten stand: Jonah, 47 cm groß und 1800 Gramm schwer. Ich war so stolz und überglücklich.

Als ich am nächsten Tag mit meinem Rollstuhl bei den Babys und Christian ankam, begannen Christian und ich mit dem sogenannten »Känguruhen«. Das soll die Bindung von Eltern und Neugeborenen zueinander stärken. Nicht nur unseren Kleinen, sondern auch Christian und mir tat die Nähe zu unseren Babys gut. Dazu legten wir uns in mit Polstern ausgestattete Liegestühle und verstellten die Lehne etwas in Liegeposition, sodass wir ganz gemütlich saßen bzw. eher schon fast lagen. Nun wurde uns jeweils ein Kind nur mit einer Windel bekleidet auf unsere Brust gelegt, direkt auf unsere unbekleidete Haut. Ich spürte die Wärme der kleinen Lebewesen und teilte meine mit ihnen. Sie wirkten so filigran und zerbrechlich. Immerhin waren sie ja ganze sechs Wochen zu früh auf die Welt gekommen und mussten nun besonders gut umsorgt werden. Christian zupfte die Decke über den kleinen Körpern zurecht, wenn die Zimmertemperatur zu niedrig für sie war und ich mit meiner Körperwärme nicht dagegen ankam. Jede kleine Bewegung überraschte uns. »Das Köpfchen ist zur Seite gerutscht«, flüsterte ich einmal.

Ganz vorsichtig und etwas unbeholfen versuchte ich dann, meine Schulter so zu bewegen, dass Ellas Köpfchen wieder in die ursprüngliche Position zurückrutschte. »Warte, ich helfe dir«, auch Christian flüsterte und schob in Millimeterarbeit das Köpfchen unserer Tochter wieder etwas nach oben. Wie ruhig sie dalag. Auf meiner Brust. Völlig zufrieden, in sich ruhend, mit geschlossenen Augen.

Schon am Tag der Entbindung war das Interesse von außen besonders groß. Direkt nach der Geburt, ich war noch völlig neben der Spur, fragte mich der Arzt, ob wir nun das Foto für die Zeitung machen könnten. Ich erinnerte mich, dass wir dies im Vorfeld abgesprochen und Christian und ich eingewilligt hatten. Jetzt aber fühlte ich mich nicht besonders wohl bei dem Gedanken. Ich wusste nicht, wie ich direkt nach dem Kaiserschnitt auf Fotos nur halbwegs lebendig aussehen sollte. Im Rollstuhl wurde ich auf die Frühgeborenenstation geschoben. Wir platzierten uns hinter Ella und schnell hatte ich das Foto hinter mich gebracht. Eine mir fremde Frau, die mit Mehrlingen schwanger war, bat mich, meine Kinder einmal besuchen zu dürfen. Meine drei Babys waren trotz der kürzeren Schwangerschaft wohlauf und der Anblick schien ihr Mut zu machen. Gerne erfüllte ich ihr diesen Wunsch.

Insgesamt waren Christian und ich jedoch zurückhaltend und ließen nicht viele Menschen zu unseren Kindern. Gleich mehrere Ärzte hatten uns geraten: »Überlegen Sie sich gut, wer zurzeit in die Nähe Ihrer Kinder kommen sollte. Sie sind noch so empfindlich und können sich viel schneller eine Infektion einfangen als wir. Eine Infektion kann zu Frühchen-Komplikationen führen, dass sollten wir unbedingt vermeiden. Grenzen Sie deshalb die Kontakte erst mal soweit wie möglich ein.«

Das taten wir, zumal wir zunächst auch ganz andere Probleme hatten. Liebevoll und doch etwas unbeholfen stellten wir uns an, als die Ärztin uns einige unserer Aufgaben erklärte, die nicht zur normalen Versorgung gehörten. Ab sofort mussten wir beispielsweise bei Nico, Ella und Jonah regelmäßig Fieber messen. Meine Muttergefühle wuchsen mit jedem Handgriff, den ich selbst vornahm. Die Löwin in mir kam zum ersten Mal auf der Frühchenstation so richtig zum Vorschein: Ella, Nico und Jonah lagen mittlerweile zusammen in einem Wärmebettchen und ich wollte sie gerade besuchen. Eine andere Mutter, die ebenfalls ein Frühchen geboren hatte, befand sich bereits im Raum. Ihr Baby wurde gerade von einer Krankenschwester untersucht. Die Frau hatte ein gebrauchtes Taschentuch in ihrer rechten Hand, mit der sie sich auf dem Wärmebettchen meiner Drillinge abstützte.

»Infektionen müssen unbedingt vermieden werden«, hörte ich die Stimme der Ärztin in meinem Kopf.

Schnurstracks ging ich auf das Wärmebettchen meiner drei Kleinen zu und zog energisch die beiden daran befestigten Vorhänge zusammen, um der Dame zu verstehen zu geben, sie solle ihre Hand vom Bett herunternehmen.

»Hören Sie, das geht nicht. Wir desinfizieren uns hier regelmäßig die Hände, lassen niemanden zu unseren Babys und sie stützen sich mit einem benutztem Taschentuch in der Hand auf dem Wärmebettchen meiner Kinder ab.«

»Entschuldigung, das tut mir leid, zog ihre Hand mit dem Taschentuch direkt an sich ran und es war ihr sichtlich unangenehm.

Ich habe die Dame danach nicht wiedergesehen, weiß nicht, was sie mit dieser Information machte. Von Mutter zu Mutter denke ich, sie hat unbedacht gehandelt und wird zukünftig im Sinne ihres eigenen Kindes auch etwas mehr Vorsicht walten lassen. Kurz nachdem sich dieser Vorfall ereignet hatte, wurde ich entlassen, allerdings vorerst alleine. Wieder bahnten sich die Muttergefühle ihren Weg, denn noch durfte ich meine Kinder nicht mitnehmen. Nico, Ella und Jonah sollten zur Beobachtung noch weitere drei Wochen in der Kinderklinik bleiben. Je älter meine Kinder wurden, desto weiter entfernt vom Schwesternzimmer waren ihre Bettchen. Die Neugeborenen, die die intensivste Pflege brauchten, wurden nah an der Tür zum Schwesternzimmer platziert. Die schon ein paar Tage oder Wochen alten Kinder rückten gefühlt mit jedem Neugeborenen weiter nach hinten. Christian und ich besuchten unsere drei Babys täglich, bis es endlich so weit war: »Vor Ostern können Sie die drei mit nach Hause nehmen.«

»Über Ostern? Aber da sind doch die Feiertage!«, rutschte es mir heraus.

Ich war entsetzt. Nicht, weil ich den religiösen Feiertag zelebrieren wollte, vielmehr hatte ich Sorge, im Notfall an den Feiertagen keinen der mir vertrauten Ärzte erreichen zu können.

»Achten Sie darauf, dass die drei ordentlich essen«, riet mir eine Krankenschwester. Sie müssen noch etwas an Gewicht zunehmen um sich weiterhin gut entwickeln zu können. Zu Beginn wurden meine Drillinge über eine Sonde und mittlerweile mit dem Fläschchen ernährt. *Muttermilch ist unverzichtbar*, hatte ich gehört. *Muttermilch ist wie Antibiotikum für das Neugeborene*, schrieben Zeitschriften. Guter Dinge hatte ich daher in der Kinderklinik begonnen, Milch abzupumpen – um gleich darauf festzustellen, dass das so gar nicht meins war. Da sich schon jetzt zeigte, dass sich immer weniger Milch abpumpen ließ, hatte ich für mich entschlossen, damit aufzuhören, sobald wir zu Hause waren. Hier stiegen wir auf Milchpulver in Fläschchen um. Christian plagten derweil ganz andere Gedanken. »Wir brauchen ein neues Auto. In unser kleines Auto passen keine drei Kindersitze.«

Während ich noch im Krankenhaus lag, suchte Christian bereits aktiv nach einem neuen Fahrzeug und machte sofort Nägel mit Köpfen, sodass wir bis zur Entlassung der Babys drei Kindersitze im neuen Auto unterbringen konnten.

4 HILFE VON ALLEN SEITEN

Kurz bevor die Drillinge auf die Welt kamen, hatten Christian und ich angefangen, verschiedene Firmen anzuschreiben. Auch jetzt, als die Babys noch in der Klinik waren, ich aber schon zu Hause, nutzte ich die Zeit, noch einige Briefe zu verschicken. Wir schrieben die Hersteller von Babynahrung an, ebenso wie Produzenten von Babykleidung und baten um Unterstützung. In dieser Zeit war es fast täglich wie Weihnachten und Geburtstag zusammen. Jeden Tag erhielten wir neue Päckchen mit Spielzeug, Kleidung und Babynahrung. Wir beide waren sehr dankbar für diese Unterstützung, denn Christian arbeitete viel und wie sollte ich mit drei kleinen Babys einen Supermarkt nach dem anderen absuchen, um genau die richtige Babynahrung zu finden? Als Christian anfänglich noch in den Laden fuhr, um die passende Babynahrung zu kaufen, gestaltete sich das eher schwierig. Diese dann auch noch in den Mengen zu erhalten, die wir für gleich drei Neugeborene brauchten, gestaltete sich als furchtbar kompliziert. Entweder war die gesuchte Nahrung nicht verfügbar oder aber es stand nur noch eine Packung im Regal. Hatte der Supermarkt oder die Drogerie gerade eine neue Lieferung erhalten, hieß es: Abgabe nur in haushaltsüblichen Mengen. Und dann hatte Christian selbst natürlich auch noch ein wenig Anstand. Er wollte nicht derjenige sein, der alles aufkaufte, sodass die nächste Mutter Schwierigkeiten beim

Einkauf von Babynahrung hatte. So entschieden wir uns in Zukunft die Babynahrung über das Internet zu beziehen. Nach drei Wochen, die Christian und ich noch ohne unsere Drillinge zu Hause verbracht hatten, hieß es nun: Nico, Ella und Jonah kommen nach Hause. Zu Hause angekommen, empfanden wir die Situation als merkwürdig. Zwar hatte ich schon Muttergefühle gespürt, aber aus dem Krankenhaus war ich ohne die Kinder entlassen worden. Christian und ich hatten eine dreiwöchige Galgenfrist erhalten, bevor es so richtig losging. In diesen drei Wochen hatten wir uns zwar auf die Ankunft der drei Mäuse vorbereitet, trotzdem waren wir zu zweit und damit noch sehr nah an unserem bisherigen Leben gewesen.

Und nun standen wir hier. Mitten in unserem Wohnzimmer. Die drei Maxi-Cosis mit Nico, Ella und Jonah darin direkt vor uns.

»Und was machen wir jetzt?« Ratlos sah ich Christian an, der genauso ratlos zu sein schien.

»Da sind sie also«, stellte ich fest und betrachtete die drei kleinen Wesen in den drei schaukelnden Sitzen vor unserem Wohnzimmertisch. Ich wusste nicht so richtig, was ich mit den drei Babys vor mir anfangen sollte. Doch schnell gewöhnten wir uns an die neue Situation. Das Gute war, dass die drei bereits einen gewissen Tagesrhythmus aus der Kinderklinik gewohnt waren. An diesem orientierten wir uns, um den Kindern auch weiterhin eine Struktur und einen sicheren Rahmen zu bieten. Langsam stellte sich in mir eine innere Ruhe ein. Ich war glücklich, dass diese drei kleinen Geschöpfe endlich zu Hause waren, dass ich nicht mehr jeden Tag den Weg zur Kinderklinik fahren musste.

Und schließlich konnten wir nach und nach auch Besuch zulassen. In der Kinderklinik hatte ich Besuch vollständig ausgeschlossen. Selbst Christians und meine Familie hatte ich nicht zu den Drillingen gelassen, aus Angst, sie könnten irgendeine Infektion bekommen. Hinzu kam, dass die Kinder Frühchen waren und bei einer normalen und natürlichen Geburt erst im Mai zur Welt gekommen wären. Nun waren sie schon im März geboren. Unter normalen Umständen wären die Kinder noch gar nicht auf der Welt, dachte ich, und hätten somit auch noch keinen Besuch bekommen. Ich wollte meinen drei Kleinen die Zeit geben, die sie noch für sich brauchten und die ihnen zustand. Die Reaktionen darauf waren unterschiedlich. Es bedurfte unseres Rückgrats, doch wir als Eltern standen zu unserer Entscheidung. Für die Kinder war es die richtige, das sehen wir auch heute noch so. In der Kinderklinik gab es die Möglichkeit, »Besuch« zu empfangen, indem sich die jeweilige Person auf dem Balkon befand und so von außen in das Zimmer sah. Wir hielten die Kinder dann gut sichtbar auf dem Arm innen vor dem Fenster. Einige Freunde zeigten Verständnis und ließen sich darauf ein.

»Es geht nicht darum, was eure Verwandten, Bekannten und Freunde für das Beste halten. Es geht um die Gesundheit eurer Kinder.« Das Einzige, was eure Kinder erstmal brauchen, sind euch als Eltern, erklärte uns eine Kinderkrankenschwester auf der Station.

Wir achteten anfangs sehr penibel darauf, den Kindern jede mögliche Infektion zu ersparen. Kinder im Kindergartenalter und Kinder mit laufender Nase ließen wir erst wesentlich später zu den Drillingen. Auch heute würden wir jederzeit genauso wieder handeln.

Weitere Unterstützung bekam ich von meiner Hebamme, deren Nummer ich mir – man mag es kaum glauben – einfach aus den gelben Seiten herausgesucht hatte. Sie packte direkt mit an, wog und fütterte die Kinder mit mir. Eine Frau, die nur herumsaß, hätte ich mit den dreien gar nicht gebrauchen können. Besonders erleichternd war, dass die Hebamme mir anbot: »Sollte über die Feiertage irgendetwas sein, ruf mich gerne an!«

Wir verstanden uns gut und ihre Hilfe war Gold wert. Da ich nicht gewusst hätte, wie ich von jetzt auf gleich den drei Babys hätte gerecht werden sollen, beantragte ich zeitnah eine Verlängerung ihrer Arbeit auf insgesamt mehrere Monate. Zusätzlich hatten Christian und ich eine Haushaltshilfe beantragt. Jede Hilfe, die wir kriegen konnten, nahmen wir dankend an. Das rate ich im Übrigen jeder Mehrlingsmutter: Nehmt die Hilfen an, die ihr bekommen könnt – und fragt auch konkret danach. Viele Mütter, die ich kennengelernt habe, trauen sich nicht, empfinden es als betteln oder verknüpfen andere negative Assoziationen mit dem Bitten um Hilfe und Unterstützung. Ich sehe es so: Ich möchte meinen

Kindern die beste Mutter sein, die ich sein kann. Wenn ich also etwas von einem Unternehmen für meine Drillinge geschenkt bekomme, seien es Windeln, Kleidung oder Spielzeuge, dann nehme ich es dankend an. Denn es erspart mir den Stress, mit drei Kindern gleichzeitig einkaufen zu gehen und die Einkäufe tragen zu müssen. Ganz abgesehen vom finanziellen Aspekt, der natürlich auch eine Rolle spielt. Den Unternehmen, denen wir Briefe schickten, legten wir auch eine Kopie der Geburtsurkunde hinzu. Ohne einen Nachweis darüber, dass wir tatsächlich Drillinge bekommen hatten, ging es in diesem Fall nicht. Die Hilfe und Unterstützung waren sehr beeindruckend.

Die Hebamme, eine erfahrene Frau, konnte mir einige praktische Tipps geben, die ich als frischgebackene Mutter wissbegierig aufsog und anwendete. Wieder ein Vorteil mehr für meine Kinder. Das Gleiche galt für die Unterstützung durch die Haushaltshilfe. Die Zeit und Energie, die ich bei der Arbeit im Haushalt sparte, konnte ich für meine Kinder aufwenden. Natürlich hatte ich den Anspruch, so viel wie möglich selbst zu schaffen. Aber nicht auf Kosten dessen, dass ich binnen kürzester Zeit keine Kraft mehr haben würde.

Eine Haushaltshilfe zu bekommen, war gar nicht so einfach. Hier hatte ich Glück, denn mein erster Antrag auf eine Haushaltshilfe wurde leider abgelehnt. Entscheidend geholfen hat mir meine Physiotherapeutin, die für die Rückbildung zu uns nach Hause kam. Da Christian in Schichten arbeitete, war es für mich schwierig, mit allen drei Kindern alleine und nur für eine Stunde den Weg zur Rückbildungs-gymnastik auf mich zu nehmen, die auch noch abends statt-finden sollte, wenn die Kinder versorgt werden wollten und schlafen sollten. In den ersten Wochen nach der Geburt war das alles kein Problem. Christian und ich hatten ge-meinsamen Erziehungsurlaub. Er half mir beim Haushalt und bei der Versorgung unserer Drillinge. Als sich sein Er-ziehungsurlaub dem Ende zu neigte und Christian seine Arbeit wieder aufnehmen musste, fragte mich eines Tages meine Physiotherapeutin: »Wie machst du das denn, wenn Christian wieder arbeitet?«

Ich zuckte mit den Schultern. So richtig hatte ich mir da-rüber noch keine Gedanken gemacht. Auf meine Anfrage nach Unterstützung bei der Krankenkasse hatte ich als Ant-wort erhalten:

»Sie sind ja nicht krank.«

Das hatte ich zunächst so hingenommen und nicht wei-ter hinterfragt. Ich glaubte an das Gute im Menschen und wenn es eine Möglichkeit gab, mir eine Haushaltshilfe zu vermitteln, hätte die Krankenkasse es sicher getan. Auch das Jugendamt sah keinen Unterstützungsbedarf. »Sie haben ja kein Erziehungsproblem«, bewerteten sie dort meine Situation.

Meine Physiotherapeutin war erschüttert, als ich ihr davon berichtete.

»Soll ich mich darum kümmern?«, fragte sie herausfor-dernd und ihre Augen funkelten angriffslustig.

»Ich will dir keine zusätzliche Arbeit machen«, antwortete

ich. »Aber wenn du eine Möglichkeit siehst ... Die Unterstützung brauche ich allemal.«

Ein paar Tage später schon rief sie mich an: »Alles geregelt, das geht jetzt ganz schnell.«

Ich staunte. »Wie hast du das gemacht?«

»Ich habe beim Jugendamt angerufen. Mir haben sie dort das Gleiche gesagt wie dir. Sie seien nicht zuständig.«

»Aber wie hast du es dann geschafft, dass sie die Haushaltshilfe bewilligt haben?«

»Ich erwiderte, wir könnten ja noch vier Wochen warten, dann wären sie zuständig. Wie soll denn eine Mutter, die fast durchgehend alleine zu Hause ist, den Haushalt schmeißen, ihre drei Neugeborenen versorgen und dabei selbst nicht zusammenbrechen?« Meine Physiotherapeutin lachte. »Plötzlich kam Bewegung in die Sache. Jetzt läuft die Maßnahme über ›Familien in Notsituationen‹. Ich bringe dir nachher ein paar Unterlagen vorbei, die musst du ausfüllen.«

Kurz darauf stellte sich unsere Haushaltshilfe vor. Für ein ganzes Jahr nun würde ich Unterstützung im Haushalt haben. Ich war erleichtert. Dank des tatkräftigen Eingreifens meiner Physiotherapeutin hatte ich nun eine Haushaltshilfe, die mir bei den Einkäufen, beim Kochen und beim Putzen unter die Arme griff, sodass ich mich auf die Versorgung der drei Kleinen konzentrieren konnte. Das erste halbe Jahr über war sie acht Stunden täglich bei uns und es war wirklich ein Traum. Nachdem die ersten sechs Monate vergangen waren, wurden die Stunden nach und nach reduziert.

Ich möchte noch einmal bekräftigen: Fragt nach Hilfe, holt euch Unterstützung! Springt über euren Schatten. Wir sind keine schlechteren Mütter, nur weil wir das Ganze nicht alleine bewältigen. Im Gegenteil. Es ist doch viel besser, die eigenen körperlichen und seelischen Ressourcen so gut einzuschätzen, dass zu möglichst jedem Zeitpunkt genug Energie für den Alltag mit den Kindern vorhanden ist. Überhaupt bin ich der Meinung, dass es niemals der Plan der Natur war, dass Mütter mit einem oder mehreren Kindern, Haushalt, Wäsche waschen, Essen kochen und anderen Aufgaben alleine dastehen. Wir haben uns nur der gesellschaftlichen Entwicklung angepasst und viele Frauen geben ihr Bestes, alles alleine zu bewältigen. Das muss nicht sein und geht zu Lasten der eigenen Gesundheit. Gibt man die jedoch bereitwillig auf, kann man seinen Kindern meistens keine gute, fitte Mutter sein.

Nachdem die Drillinge zu Hause waren und wir uns eingelebt hatten, war auch meine liebe Mutter täglich bei uns zu Hause und ich konnte besonders auf ihre Unterstützung zählen. Sie half mir bei allen anfallenden Aufgaben, wickeln, füttern, spazieren gehen, das Haus sauber halten und bei vielen mehr. Meine Mutter wohnte ganz in der Nähe, nur zwei Straßen weiter und war immer da, wenn wir sie brauchten. Wann immer Christian aufgrund seiner Spätschicht nicht zuhause war, wann immer wir einkaufen mussten oder auch, wenn Christian und ich einfach mal eine kleine Auszeit brauchten und gemeinsam Essen gehen wollten – meine Mutter war immer da. Für die Kinder war das besonders von Vorteil, denn für sie machte es kaum einen Unterschied. Meine Mutter war ihnen vertraut. Sie kannten ihre Stimme, ihren Geruch. Auf der anderen Seite kannte meine Mutter sämtliche Abläufe, die Struktur, die wir für die Babys geschaffen hatten. Das gab mir als Mutter die Sicherheit, auch einmal Zeit für mich und uns annehmen zu können. Ich war unbesorgt, wenn meine Mutter mit den Drillingen spazieren ging oder sie zu Hause versorgte, während ich draußen ein bisschen frische Luft schnappte. Auch mein Vater war eine große Hilfe. Er passte auf, wenn eines der Kinder krank war und erzählte ihnen die schönsten Geschichten von früher. Auch meine Schwiegereltern unterstützten uns jederzeit, wo und wann es ihnen möglich war. Dafür sind wir unseren Eltern bis heute extrem dankbar.

Als die Drillinge älter wurden, war unsere damalige Babysitterin ein Segen. Lisa, ein Mädchen aus der Nachbarschaft, hatte Freude daran, mit unseren Drillingen zu spielen und kam regelmäßig zu uns, um Zeit mit Nico, Ella und Jonah zu verbringen. Bei schönem Wetter spielte sie mit den mittlerweile Zweijährigen stundenlang im Garten, bei Regen oder zu großer Hitze tobte Lisa mit den Drillingen durch unser Wohnzimmer. Besonders, wenn ich Kleinigkeiten zu erledigen hatte, war sie mir eine große Entlastung. Sie spielte mit den Kindern, während ich zu Hause war und jederzeit hätte eingreifen können. Leider blieb sie uns nur für ein Jahr, dann verkündete sie, ein Jahr als Au-pair nach Australien gehen zu wollen. Jeder von uns vermisste sie. In späteren Jahren entpuppte es sich leider als große Herausforderung, für Drillinge einen passenden und bezahlbaren Babysitter zu finden.

Wenn mich jemand fragt, welche Werte und Normen in der Erziehung meiner Kinder eine wichtige Rolle spielen, welche Vorstellungen und Wünsche ich als Mutter im Umgang, im gemeinsamen Leben mit meinen Drillingen habe, komme ich zu folgender Antwort:

Ich wünsche mir, dass meine drei Kinder stets glücklich sind. Sie sollen mit viel Spaß und Freude durchs Leben gehen. Mein Mann und ich versuchen so viel Zeit wie möglich mit ihnen zu verbringen, um viele schöne, gemeinsame Erlebnisse und Erfahrungen zu sammeln. Ich bin der Meinung, dass dieses gemeinsame positive Erleben enorm die Eltern-Kind-Bindung stärkt, und auch die der Kinder untereinander. Dadurch erfahren sie, dass immer jemand für sie da ist, der sich kümmert und sich sorgt. Die Kinder sollten auch ihren Freiraum finden, um ihren eigenen Interessen nachgehen zu können, eigene Entscheidungen zu treffen und natürlich auch um Fehler machen zu dürfen. Jedes meiner Kinder sehe ich in seiner Einzigartigkeit. Ich bin an ihrer Seite und hoffe, ihnen stets eine große Unterstützung in allen Lebenslagen zu sein. Ich werde ihnen zuhören, sie ernst nehmen, wertschätzen und respektieren. Meine Kinder sollen außerdem beschützt und gewaltfrei aufwachsen. Denn das ist die Basis, damit sie sich gut weiterentwickeln können.

Durch Struktur und Wiederholungen im Tagesablauf sollen sie einen Rahmen finden, der ihnen Sicherheit und Selbstvertrauen gibt. Sie dürfen ihren kindlichen Bewegungsdrang ausleben und ihre Stärken durch ihr eigenes Tun herausfinden. Durch ihre kreative Art, die ich stets unterstützen werde, bin ich sicher, werden sie ihre eigenen Wege finden und so tolle Lösungsstrategien entwickeln, die ihnen helfen, aufkommende Schwierigkeiten zu überwinden. Sie sollen zu jeder Zeit wissen, wo ihr Zuhause ist, dass sie immer geliebt und unterstützt werden. Ich bin der Meinung, dass das alles dazu beiträgt, das Fundament zu schaffen, um mit Freude im Leben lernen zu können und um zu selbstbewussten, einzigartigen und lebensbejahenden Persönlichkeiten heranzuwachsen. Das wünsche ich mir für meine Kinder von Herzen.

5 FAMILIÄRER ZUSAMMENHALT

Ich liebe jedes meiner drei Kinder. Die Drei ist für mich eine besondere Zahl. Dennoch gab es Momente, in denen eine gerade Anzahl an Kindern praktikabler gewesen wäre. Drei Kinder bedeuteten, es war immer eines zu viel. Nicht für meine Mutterliebe, von der hatte und habe ich mehr als genug. Drei Kinder, jedoch nur zwei Arme zu haben, bedeutete im praktischen Alltag, dass immer mindestens eine Person zusätzlich dabei sein musste. Zum Beispiel im Straßenverkehr. Hier mussten die Kinder in manchen Situationen im Kinderwagen sitzen, obwohl sie lieber gelaufen wären. Drei kleine Kinder, die die Gefahren noch nicht kennen, einfach laufen zu lassen, wäre verantwortungslos gewesen. Es ging auch beim Vorlesen nicht ohne Absprachen. Ich bin ein Mensch mit nur zwei Seiten. Was also sollte ich tun? Ein Kind vorne auf dem Schoß zu haben, empfand ich immer schon als wahnsinnig anstrengend. So konnte ich nicht vorlesen, wenn sich das Köpfchen immer hin- und herbewegte, ich ständig Haare im Mund hatte und mir der kleine Körper im Weg war, um die Schrift im Buch lesen zu können. Ich entschied, dass immer eines der Kinder während des Vorlesens auf der Sofalehne Platz nahm, während die anderen beiden zu meinen Seiten saßen. Dabei tauschten wir reihum, sodass jeder einmal rechts, einmal links von mir und einmal auf der Sofalehne hinter mir saß. Auch im Straßenverkehr erwies sich die Zahl drei als schwierig. Musste ich meine Kinder plötzlich festhalten, gestaltete sich das mit drei Kindern und nur zwei Armen als nicht machbar. Als hilfreiches Utensil stellten sich unsere Äffchenrucksäcke heraus, die ich besorgt hatte, und an denen Affenschwänzchen baumelten. Die Schwänzchen bestanden aus einem etwa einen Meter langen Band und hatten am Ende eine Schlaufe, in die ich greifen konnte. So konnten die Kinder sich frei bewegen, ich konnte sie jedoch gleichzeitig locker festhalten oder im Bedarfsfall stoppen. Babygurte mit Leine kamen für mich nicht infrage, obwohl ich gerade mit mehreren Kindern den Sinn dahinter sehr gut nach-empfinden kann. Solche Geschirre kamen mir jedoch immer vor wie Hundeleinen. Das wollte ich nicht. Die Äffchenruck-säcke waren hübscher und erfüllten diesen Zweck ebenso gut. Mit eineinhalb bis zwei Jahren hingegen liefen die Drillinge zielstrebig in alle Richtungen, weshalb spätestens im Alter von zwei Jahren diese Rucksäcke unbedingt notwendig waren, denn damals hörten die Kinder noch überhaupt nicht. Egal, wie oft ich rief: »Bleibt stehen!«

Denn trotz guter Erziehung fehlte ihnen mit zwei Jahren das Gefahrenbewusstsein und sie betrachteten ihre Umgebung viel zu neugierig, als dass sie auf ein herannahendes Auto an-gemessen reagiert hätten. Ab dem dritten Lebensjahr wurde das besser. Da konnte ich zwischendurch in ungefährlichen Situationen, zum Beispiel vor der Treppe nach oben zur Spiel-gruppe, fordern: »Pass mal auf, du bleibst jetzt kurz hier stehen. Mama bringt eben Ella nach oben. Danach hole ich dich.«

Für solche kurzen Episoden entwickelten sie nun langsam ein Verständnis.

Die Äffchenrucksäcke ernteten häufig schiefe Blicke, wenn wir vom Parkplatz zum Eingang des Kindergartens oder vom Kindergarten zurück zum Auto liefen. Doch das machte mir nichts aus. Das Wichtigste war, dass ich meine Kinder beschützen konnte.

Auch in anderen Alltagssituationen waren drei Kinder oft ein Kind zu viel. Wenn wir mit dem Auto unterwegs waren, und die Kinder noch in ihren Maxi-Cosis saßen, benötigte ich immer eine weitere Person, die mir beim Tragen helfen konnte. Zwei Kinder im Maxi-Cosi waren schon echt schwer, aber das dritte musste ja auch noch mit und manchmal noch Wickeltasche oder Ähnliches. Es hätte noch die Möglichkeit gegeben, die Kinder in den Kinderwagen zu legen, aber auch das gestaltete sich eher schwierig. Unser Drillings-wagen war extrem groß, sodass er sich nur als praktisch erwies, wenn ich draußen an der frischen Luft, bei uns im Ort spazieren ging, da mir dort die Gegebenheiten wie breite, kaum befahrene Straßen bekannt waren. Waren wir mit dem Zwillingswagen und Einzelwagen unterwegs, be-nötigte ich wieder eine zweite Person zum Schieben. Wenn die Kinder zu Fuß unterwegs waren, was mir sehr wichtig war, war das am ehesten an Waldwegen und Landstraßen möglich. Denn auch hier fehlte mir wieder die dritte Hand. Oder ein Kind durfte laufen und die anderen beiden saßen im Kinderwagen und wurden gefahren, und das im Wechsel. Für die Kinder selbst war es sicherlich ein Lernprozess abzuwarten und auch das Teilen zu üben. Schon beim Füttern ging es immer der Reihe nach. Die Kinder lagen in der Wippe nebeneinander und warteten, bis sie an der Reihe waren und ihren Brei bekamen. Das ist bei nur einem Säugling anders, hier wird das Grundbedürfnis »Hunger« relativ schnell gestillt. Wenn die Kinder gleichzeitig geweint haben, konnte ich mich erst mal nur einem zuwenden. Da war ich immer froh, wenn mein Mann oder meine Mutter da waren, um beim Trösten zu helfen. Schwierig war es auch oft bei Eltern-, oder Großelternnachmittagen im Kindergarten, an denen mit dem Kind zum Beispiel gebastelt wurde. Hier musste ein Kind oder sogar zwei Kinder immer abwarten oder die Erzieherin musste einspringen. Die Aufmerksamkeit auf dem eigenen Geburtstag musste geteilt werden. Heute weiß ich, dass sich dadurch bei meinen Kindern gute Eigenschaften entwickeln konnten, wie empathisch sein, an andere denken, ihnen eine Freude bereiten, sich um andere kümmern, aber auch für sich selbst zu sorgen. Manchmal tut es mir trotzdem leid, dass sie doch weniger Aufmerksamkeit bekommen haben, als wenn sie Geschwister unterschiedlichen Alters wären.

Insgesamt komme ich immer wieder zu dem Schluss, dass ich als Einzelperson meinen drei Kindern in vielen Alltagssituationen nicht hätte gerecht werden können, hätte ich nicht die Unterstützung und manche praktischen Lösungen gehabt.

Wäre mein Mann nicht an meiner Seite und hätte meine Mutter mich nicht so sehr unterstützt, wäre es schlichtweg unmöglich gewesen, die Drillinge alleine so gut zu versorgen. Hätte Christian nicht von Anfang an mitgeholfen, Windeln zu wechseln, zu füttern, die Kinder mit ins Bett zu bringen; wäre er nicht von Anfang an so involviert gewesen, ich hätte es wohl alleine nicht geschafft. Ich bin nicht nur dankbar für diese Unterstützung, ich finde es auch wahnsinnig schön, dass Nico, Ella und Jonah dadurch eine so enge Beziehung zu ihrem Vater und meiner Mutter aufbauen konnten.

Manchmal, wenn ich mich mit Frauen im Freundes- und Bekanntenkreis unterhalte, erzählen sie mir: Sie können sich leider in der Regel erst mit Freunden treffen, wenn ihre Kinder im Bett liegen und schlafen.« Oder die Kinder schlafen immer noch bei ihnen im Bett, oder die Mutter muss sich abends immer noch dazulegen, sonst schlafen die Kinder nicht ein.

Grundsätzlich habe ich dafür schon Verständnis. Sofern der Grund die Kinder selbst sind, weil ihr Rhythmus eingehalten werden soll, wenn sie krank sind oder Ähnliches. Da hatten wir es generell ein bisschen einfacher. Drei Kinder bei uns im Bett, wäre schlichtweg unmöglich gewesen. Wir brauchten unseren Schlaf. Konnten uns abends auch nicht dazulegen, da dann das Spielzeug weggeräumt wurde, die Fläschchen für den nächsten Tag vorbereitet oder Absprachen für den nächsten Tag getroffen wurden. Und Christian und ich wollten es auch einfach nicht. Unser Schlafzimmer war der einzige Ort im Haus, an dem kein Spielzeug rumlag und wir uns mal zurückziehen konnten, um Ruhe zu haben oder einfach mal Fernsehen zu schauen. Es war immer was los bei uns und es gab immer etwas zu tun. Ein schlechtes Gewissen hatte ich nicht, denn ich wusste ja, die drei haben sich und sind nie alleine. Das hat mir in sehr vielen Situationen geholfen und mich beruhigt. Als die Kinder noch im Säuglingsalter waren, hatten wir allerdings ein weiteres Bett im Kinderzimmer platziert, indem ich schlafen konnte, wenn die Kinder krank waren und ich zur Beobachtung nah in ihrer Nähe sein wollte. Hat ein Kind mal schlecht geschlafen, haben wir uns ans Bett gesetzt, getröstet und ein bisschen das Köpfchen gestreichelt und meistens sind die Kinder so schnell wieder eingeschlafen, dass wir auch dann das Zimmer wieder verlassen konnten. Natürlich gab es bei uns auch Verabredungen zur Übernachtungsparty im Wohnzimmer. Das bereitete uns allen von Zeit zu Zeit viel Freude. Mein Mann war in alle Abläufe von Anfang an eingebunden und übernahm diese Aufgaben genau wie ich auch. So war es für die Kinder nie ein Problem, wenn es hieß: Heute Abend bringt Papa euch ins Bett, da Mama noch einen Termin hat. Christian musste von Anfang an mit anfassen und es war für ihn eine wunderbare Chance, die Kinder kennenzulernen. Es gab für Christian immer wieder neue und schöne Möglichkeiten, eine Bindung zu unseren Drillingen aufzubauen und aktiv mitzuwirken. Dadurch, dass er in Schicht arbeitete, hatte ich das Gefühl, dass er besonders viel von unseren Kindern mitbekam. Nach seiner Frühschicht kam er für gewöhnlich um 14:30 Uhr nach Hause, hatte er Spätschicht, verließ er erst gegen 13:30 Uhr das Haus. So blieb ihm stets der halbe Tag, um Zeit mit Nico, Ella und Jonah zu verbringen. Auch meine Schwester war in den ersten Jahren einmal pro Woche mit ihrer Tochter bei uns zu Besuch und die beiden hatten viel Freude daran, sich mit den Kindern zu beschäftigen.

Dank der vielen Unterstützung bin ich überzeugt davon, dass meine Kinder keinerlei Mängel erlitten haben. Ohne diese großartigen Menschen in unserem Leben, die uns so oft geholfen haben, ganz egal, ob durch Babysitting, Gespräche, Besuche etc. und immer an unserer Seite waren, hätte ich es so nie schaffen können. Da bin ich mir sicher. Ich bekam kaum Schlaf, fütterte die Kleinen alle zwei Stunden und schlug mir die Nächte um die Ohren. Hat man als Mutter keine Unterstützung, zweitrangig, in welchem Bereich, dann ist das für die Kinder nicht förderlich. Driftet eine Mutter total ab und schafft es nicht, den Alltag zu stemmen, wirkt sich das negativ auf die Kinder aus. Es waren Unmengen an Fläschchen, an Wäsche, an Windeln, Unmengen an Essen – es war Wahnsinn. Meine Mutter hatte bisweilen auch die Vorstellung, ich müsse mit meinen Kindern üben, aufs Töpfchen zu gehen. Früher hieß es: Als Mutter musst du das mit dem Kind üben, damit es das lernt. In diesem Punkt widersprach ich meiner Mutter jedoch vehement: »Mama, ich mache das nicht. Die Drillinge machen mir das ganze Haus voll, da habe ich wirklich keine Lust drauf. Sie können in ihrem Alter ruhig weiterhin Windeln tragen.«

Meine Kinder zeigten mir, dass ich richtig lag. Mit drei Jahren nahmen sie sich die Windeln beim Spielen einfach ab und gingen seither aufs Töpfchen. Natürlich ging ab und zu auch einmal etwas daneben. Aber insgesamt waren sie von heute auf morgen tagsüber trocken. Sie wollten einfach irgendwann keine Windel mehr tragen und haben schlichtweg damit aufgehört. Und auch heute, wo die Kinder 12 Jahre alt sind, freuen Christian und ich uns immer wieder, dass wir so große Unterstützung durch die Familie haben. Besonders die beiden Omas unterstützen uns sehr. Wenn die Kinder zum Beispiel bei Oma übernachten und Christian und ich mal wieder ausgehen konnten, etwas Zeit für uns hatten und unsere Akkus wieder aufgeladen wurden, war das wie ein Kurzurlaub.

6 WIE WAR DAS NOCH MIT DER ERZIEHUNG ...?

Bereits im Krankenhaus wurde uns geraten: »Halten Sie den Rhythmus ein, den ihre Kinder hier erleben. Übertragen Sie diesen Rhythmus auch auf ihren Alltag zu Hause, das wird Ihnen einiges erleichtern.«

Diese Worte nahmen Christian und ich uns zu Herzen und achteten von Anfang an darauf, dass wir den erlernten Rhythmus einhielten. Waren wir bei Freunden zum Geburtstag eingeladen, haben wir diesen um 17 Uhr wieder verlassen, weil die Kinder dann müde wurden, kurz darauf noch zu Abend essen und anschließend ins Bett sollten. Viele Menschen in unserem Freundes- und Bekanntenkreis verstanden das nicht immer.

»Ihr müsst doch mal aufhören, euch immer nach euren Kindern zu richten!«

Darüber konnte ich nur den Kopf schütteln und habe mich oft gar nicht erst auf eine Diskussion eingelassen. Ich weiß, wie wichtig ein verlässlicher Rhythmus für Kinder ist. Dabei geht es nicht darum, ihnen zu einer bestimmten Uhrzeit ein Fläschchen oder eine Mahlzeit aufzuzwingen. Hatten meine Kinder keinen Appetit, mussten sie auch nichts zu sich nehmen. Hatten sie außer der Reihe Hunger, bekamen sie etwas zu essen. Beim Mittagsschlaf hingegen kannte ich kein

Pardon. Zur Mittagsruhe legten Christian und ich unsere drei regelmäßig in ihre Bettchen. Rollos herunter, Licht gedimmt, sodass sie wussten: Jetzt ist Ausruhzeit. Sie mussten nicht schlafen, aber eben zur Ruhe kommen, eine Pause machen. Das tat uns allen gut. Selbst als Nico, Ella und Jonah über den Mittag nicht mehr schliefen, hatten wir alle eine kleine Auszeit, die uns guttat.

Schon früh begann ich, meinen Drillingen vorzulesen. Natürlich hörte mir im Alter von einem halben Jahr keines der Kinder zu. Als ambitionierte Mutter hatte ich mir gedacht: Wenn ich mich hinsetze und den dreien eine Geschichte vorlese, fänden sie das superspannend. Dem war leider nicht so. Keines der Kinder lauschte meiner Stimme. Wie desillusionierend. Aber ganz gab ich mein Vorhaben noch nicht auf. Nach einigen gescheiterten Versuchen legte ich das Buch beiseite und begann, zu singen. Das weckte ihre Aufmerksamkeit und sie schienen es gut zu finden. Nico, Ella und Jonah hörten aufmerksam zu, also behielt ich das abendliche Singen als Ritual bei. Erst als die Kinder eineinhalb Jahre alt waren, somit ein ganzes Jahr später, wagte ich einen neuen Versuch, ihnen vorzulesen. Ich erzählte ihnen kleine Geschichten oder las sie ihnen vor.

Doch was ihnen im Kopf geblieben war, schien die Musik zu sein. Nico konnte noch kein Wort sprechen, aber er schien die Melodie von »Kommt ein Vogel geflogen« behalten zu haben. Ich liebte dieses Lied und sang es meinen Drillingen damals besonders häufig vor. Eines Abends saßen Christian und ich auf der Couch im Wohnzimmer, das Babyfon stand auf dem Tisch vor uns. Plötzlich schlug es an, und wir vernahmen ein Lallen. Nico sprach noch kein Wort, aber die Melodie war eindeutig zu erkennen. Mir ging das Herz auf. Es blieb etwas hängen.

Auch beim Fernsehen war ich besonders konsequent. In den ersten drei Jahren ihres Lebens haben meine Drillinge niemals ferngesehen. Die ganze Grundschulzeit über gab es für sie nur an den Wochenenden Fernsehen. Ich habe gemerkt, dass meine drei Kinder es nicht vertrugen, wenn sie unter der Woche fernsehen durften, und fragte mich, wie andere Eltern das wohl machten. Bei uns waren die Kinder schlecht gelaunt, sobald ich den Fernseher ausschaltete. Sie fingen an zu jammern und zu weinen. Vielleicht prasselten da einfach zu viele Reize auf die Kinder ein, die sie so schnell nicht verarbeiten konnten, da sie es nicht gewohnt waren. Bei uns lief und läuft auch niemals das Erwachsenenprogramm einfach nebenher weiter. Kam eines der Kinder abends nach unten, um sich etwas zu trinken zu holen, wurde ausgeschaltet und auch heute noch schalten Christian und ich den Fernseher aus, wenn die Kinder aus ihren Zimmern nach unten ins Wohnzimmer kommen. Natürlich war das anstrengend. Wollten wir einen Film sehen und ständig liefen die Kinder herum, weil sie noch etwas trinken wollten oder sie vor dem Schlafengehen noch eine dringende Frage beschäftigte, dann konnte das schon nerven. Allerdings war ich schon immer der Meinung, Kindern wird heutzutage immer öfter zu viel zugemutet, z. B. Dinge bzw. Szenen, die sie nicht einordnen und nicht verarbeiten können. Als Eltern können und sollten wir dafür sorgen, dass die Kinder von einem Film, dessen Inhalt noch nichts für sie ist, nichts mitbekommen. Das Fernsehprogramm oder ein gesundes Verhältnis zu Fernsehkonsum können Kinder noch nicht für sich allein entscheiden. Als Erwachsene muss ich mitbestimmen, welchen Film sich meine Kinder ansehen dürfen und welchen nicht. Sicherlich gibt es Unterschiede und es mag Kinder geben, die bestimmte Szenen besser verkraften oder einordnen können als andere. Generell finde ich – und das gilt für Kinder und Erwachsene gleichermaßen –, dass der Fernseher oder auch das Smartphone nicht pausenlos angeschaltet sein muss. Dazu sollten gemeinsam mit den Kindern Regeln aufgestellt und auch eingehalten werden.

Wenn ich die Kinder zu lange mit dem Tablet spielen ließ (und auch heute noch lasse), bekomme ich die Quittung dafür, sobald ihre Zeit zu Ende ging und sie es ausschalten sollten. Als ich das merkte, beschloss ich: *Das kann so nicht sein, das mache ich so nicht mit. Das kann ich mir nicht erlauben.* Denn es war ja nicht nur ein Kind, welches quengelte, Grenzen austesten wollte und weinte. Ich habe drei Kinder und somit auch das Theater mal drei. Viele Freunde hatten für meine Erziehung und für meine Regeln kein Verständnis. Stattdessen waren die meisten der Meinung, Christian und mir Erziehungsratschläge geben zu müssen. »Du musst sie auch mal weinen lassen«, hörte ich oft von einer früheren Freundin. Zu diesem Zeitpunkt waren die Drillinge gerade wenige Wochen alt.

»Nein, muss ich nicht. Ich lasse gar kein Kind weinen«, war meine resolute Antwort darauf.

Säuglinge kann man nicht »verwöhnen«. Sie schreien, weil sie Grundbedürfnisse haben, die sie alleine nicht erfüllen können und die gestillt werden müssen. Es hatte also nichts damit zu tun, dass Christian und ich unsere Kinder verwöhnten. Im Gegenteil: Gehe ich als Mutter nicht auf die Grundbedürfnisse meines Säuglings ein, kann sich das negativ auf die Bindung und das Urvertrauen auswirken.

Mittlerweile sind meine Kinder elf – und schon ein kleines bisschen verwöhnt. Zugegeben. Sie bekommen doch mehr Aufmerksamkeit, als ich immer geglaubt habe und vielleicht kompensiere ich damit den schwierigen Weg, bis ich sie endlich in meinen Armen halten durfte. Vielleicht spielt mit hinein, dass Nico, Ella und Jonah die letzten drei kleinen Kinder in unserer Verwandtschaft sind. Nach ihnen kommen erst wieder Neffen und Nichten, die irgendwann eigene Familien gründen. Aber zunächst einmal waren sie die Nesthäkchen. Bei uns und auch bei unseren Eltern.

Trotzdem sind sie sehr sozial eingestellt, sie können abwarten und teilen, wissen, was für sie richtig und was falsch ist. Sie können sich einigen. Natürlich streiten sie sich ab und zu, aber sie kümmern sich auch umeinander. Nico, Ella und

Jonah haben so viele positive Eigenschaften, warum sollte ich die drei also nicht verwöhnen? Schon jetzt nehme ich den einsetzenden Abnabelungsprozess wahr. Mit elf Jahren brauchen mich meine Drillinge nicht mehr so sehr wie noch im Alter von drei Jahren. Sie verabreden sich beispielsweise immer häufiger allein, dann heißt es nur noch: »Mama, ich bin jetzt weg.« Und schon sind sie aus der Tür. In unserer ländlichen Gegend geht das natürlich gut. Hier kann ich sie ruhigen Gewissens zu Freunden laufen lassen. Warum also soll ich sie nicht noch ein bisschen verwöhnen, bevor sie nicht mehr mit uns in den Urlaub fahren wollen oder bevor sie mich nicht mehr brauchen? Ich selbst war das jüngere Kind. Ich bekam für einige Dinge die Erlaubnis einfach so, wofür meine Schwester bei meinen Eltern noch hart kämpfen musste. Und doch hat es mir nicht geschadet, zumindest denke ich das. Ich weiß auch, was sich gehört und was nicht, ich kann mich organisieren, und das obwohl ich doch auch etwas verwöhnt wurde. Was mir erst recht nicht in den Sinn kam und wovon ich allen Eltern abraten möchte, ist, die eigenen Kinder nicht zu verwöhnen, um Außenstehende zufriedenzustellen.

Ihr seid die Eltern, ihr wisst, was für eure Kinder das Beste und das Richtige ist. Verwöhnen bedeutet für mich nicht, keine Grenzen zu setzen oder den Kindern alles zu erlauben. Es bedeutet viel mehr, auf das eigene Bauchgefühl zu hören und für sich selbst zu prüfen, was in einer speziellen Situation gerade das Richtige ist. Letztens erst erzählte mir meine Schwester eine Situation von früher, als die Drillinge etwa

3 Jahre alt waren. Sie würde diese Situation nie vergessen, berichtete sie. Sie war zu Besuch bei uns, und es war wieder mal nicht wirklich aufgeräumt. Tonnenweise Spielzeug lag herum und die Kinder fingen an, wenn möglich, alle Jacken von der Garderobe zu nehmen, und in der Mitte des Flures auf einem Haufen zu stapeln. Dabei hatten alle drei einen Heidenspaß. Als meine Schwester mich darauf aufmerksam machte, entgegnete ich ihr: Ach, lass sie ruhig. Sie haben ihren Spaß und ich habe jetzt gerade mal meine Ruhe, ich bin auch echt müde. Ich fand das überhaupt nicht schlimm und kann als Pädagogin aus solchen Situationen immer noch viele gute Lernerfolge herausfiltern. Aber es gab immer wieder Reaktionen aus meinem Umfeld, die meine Vorgehensweise nicht nachvollziehen konnten. Aber auch zu verstehen: Was würde es für Sinn machen, den Kindern ihr Vorhaben zu verbieten und für alle eine sehr stressige Situation herbeizuführen. Die Kinder machen ja nichts kaputt oder sind in Gefahr. Die Jacken können wir nachher ja wieder aufhängen. Wenn ich meine Kinder in ihren Augen dann doch mal ungerecht behandelt habe oder auch mal genervt war, war es für mich selbstverständlich, mit meinen Kindern das Gespräch zu suchen und mich bei ihnen zu entschuldigen, so, wie ich es auch bei jedem Erwachsenen getan hätte. Das fiel mir nicht schwer.

Über die Zeit lernte ich genau das: Auf mich zu hören und zu gucken, was tut gut und was nicht. Mir ist bewusst, dass meine Kinder viel bekommen. Ich finde jedoch, es liegt immer noch in einem gesunden Rahmen, und wer damit nicht zurechtkommt, nicht schlimm, denn Meinungen dürfen ja durchaus verschieden sein.

7 ... UND REGELN ...?

Im Gegensatz zu unserem Leben im Haus, war ich im Straßenverkehr mit unseren Kindern immer sehr streng. Mir war es wichtig, dass die drei von Anfang an begriffen: Stopp heißt stehen. Egal, in welcher Position du dich gerade befindest, bei Stopp rührst du dich keinen Zentimeter. Da gab es kein »vielleicht« oder »gleich«. Stopp hieß: Deine Füße bleiben sofort exakt dort stehen, wo sie jetzt gerade sind. Das klappte recht gut, bis die Kleinen anfingen, Laufrad zu fahren. Bei drei Laufrädern, bei denen sie den Bremsvorgang noch nicht verinnerlicht hatten, brauchte es einige Übung und Zeit, bis die Drillinge so weit waren. Mein strenger Ton irritierte den einen oder anderen Passanten.

»STOPP!!!«

»Ach, lassen Sie sie doch. Das ist doch kein Problem.«

Ich schüttelte den Kopf.

»Irgendwann sind die drei nicht mehr hier auf der ruhigen Landstraße, sondern im hektischen Straßenverkehr. Es ist zu schnell etwas passiert.«

Ich weiß, die Passanten meinten es nur gut. Aber, wie heißt es so schön? Das Gegenteil von gut ist gut gemeint.

In potenziellen Gefahrensituationen, wie sie im Straßenverkehr häufig vorkommen, ist manchmal doch schnelles Handeln gefragt. Und in so einer Situation, musste ich auch schon mal lauter rufen, um überhaupt gehört zu werden.

Natürlich kann ich verstehen, dass Eltern ihren Kindern gegenüber auch einmal lauter werden, wenn sie genervt oder überfordert sind. Konflikte gehören zum Familienleben dazu. Es handelt sich dabei jedoch um zwei unterschiedliche Situationen: Beim Erlernen der Verkehrsregeln bin ich weder genervt, noch handelt es sich dabei um einen Konflikt. Es ist unumgänglich und erfordert Aufmerksamkeit.

Ich bin außerdem absolute Befürworterin gewaltfreier Erziehung. Ich selbst hatte das Glück, vollkommen ohne Gewalt aufzuwachsen. Ich könnte regelrecht aus der Haut fahren, wenn mir Mitmenschen erzählen: »Mir hat so ein kleiner Klaps auch nicht geschadet.«

Dann entgegne ich: »Mir hat es auch nicht geschadet, dass ich ganz ohne Gewalt aufgewachsen bin.«

Für mich ist die Argumentation mit Gewalt eine Entschuldigung dafür, dass das Schlimme passiert ist. Aber nicht nur die körperliche Gewalt kritisiere ich aufs schärfste, sondern auch die psychische Gewalt. Als Erzieherin habe ich es leider in meinen letzten zwanzig Dienstjahren schon häufiger erlebt, dass Eltern wirklich unfair und unangemessen mit ihren Kindern umgehen. Es sind nicht immer die Kinder, an deren Stellschrauben gedreht werden muss. Ihr Verhalten kommt von Vorbildern, und das sind in der Regel wir Eltern.

Ich habe immer gehofft, dass mir das nicht passiert, meine Kinder unfair oder ungerecht zu behandeln. Aber auch ich habe mal einen schlechten Tag, an dem ich etwas genervt und müde bin, und mich aus Situationen heraus sicher unfair verhalte. Geben mir meine Kinder diesbezüglich die Rückmeldung, dass mein Verhalten unfair ist, nehme ich das durchaus ernst, höre ihnen zu und entschuldige mich dafür. Durch meine Arbeit im Kindergarten habe ich viele kleine Tricks und Kniffe einfach für zu Hause übernommen. Das unterstützte von Anfang an die Struktur, die ich mir für meine Kinder wünschte, reduzierte Streit oder vermied ihn von Anfang an. So hatten Nico, Ella und Jonah von Anfang an ihre eigenen Haken im Badezimmer, an denen ihre Handtücher hingen. Die Handtücher wiederum hatten die jeweilige Farbe. Nico hatte blaue Handtücher, Jonah grüne und Ella rote oder rosafarbene. Diese Farben hielten wir auch für andere Dinge ein, wie z. B. Gummistiefel, Regenjacken, Spardosen und andere Gebrauchsgegenstände. So konnte jedes Kind relativ schnell die eigenen Besitztümer erkennen. Das war Christian und mir auch im Sinne der Selbstständigkeit besonders wichtig. Ich gab unseren dreien stets die Chance, möglichst viel selbst auszuprobieren. Denn nur durch eigenes Ausprobieren und Wiederholen lernen Kinder. Nehmen wir als Eltern ihnen die ganze Arbeit ab, fördern wir damit nur die Unselbstständigkeit. Diese Herangehensweise erforderte natürlich auch von uns einige Geduld, denn nicht selten landete das Butterbrot auf dem Boden, kullerten Erbsen zur Belustigung meiner Drillinge vom Teller oder kippte der Becher mit dem Saft um. Trotzdem durften sie, sobald sie selbst es wollten, ihr Brot alleine schmieren, mit Löffel, Gabel und Messer essen und selbst bestimmen, wann sie ihre Mahlzeit beenden wollten. Ich wollte nie mehr Stress als notwendig, und hinterfragte meine eigenen Erziehungsgrundsätze schon früh. Auch heute noch reflektiere ich regelmäßig. *Will ich das jetzt durchsetzen, weil ich es als Mutter will? Ist es wirklich so wichtig, dass sich die Kinder an meine Vorgabe halten? Oder ist die Entscheidung des jeweiligen Kindes aus eigener Sicht nicht vielleicht doch logisch und in Ordnung? Bringt es dem Kind vielleicht sogar einen Lerneffekt oder kann ich einen Kompromiss anbieten?* Ist beispielsweise Nico überzeugt davon, er müsse heute keine Jacke anziehen und ihm sei warm genug, dann hinterfrage ich das. Ist mir selbst kalt und gehe ich deshalb davon aus, dass ihm auch kalt sein müsste? Erfordern die Temperaturen wirklich gerade eine Jacke oder können wir beide uns darauf einlassen, dass er die Jacke jetzt gerade nicht anziehen muss, sie aber sicherheitshalber in seiner Tasche mitnimmt? Die Kindergartenstruktur mit eigenen Wiedererkennungsmerkmalen hat uns hervorragend durch die Kleinkindphase der Drillinge gebracht und ich würde jederzeit wieder genauso vorgehen.

In diesem Zusammenhang möchte ich allen Mehrlingseltern raten: Hört euren Kindern zu und lasst sie eigenständig entscheiden. Sie lernen so schnell und unglaublich viel aus selbstständig getroffenen Entscheidungen. Das nimmt uns als Eltern stetig Arbeit ab. Unsere Kinder werden so zu eigenverantwortlich handelnden, selbstbewussten Menschen. Was für einen der Drillinge gilt, gilt aber noch lange nicht für die anderen beiden. Auch wenn sie sich in vielen Dingen ähneln, kann zum Beispiel das gerade geschilderte Wärme- bzw. Kälteempfinden völlig unterschiedlich sein und daher individuelle Handlungen erfordern.

Mir war stets wichtig, dass sich Nico, Ella und Jonah viel bewegten und dass sie viel erfahren konnten. Wir waren jeden Tag mit den Kindern spazieren, und die Kinder liefen sehr viel zu Fuß und wurden nicht im Kinderwagen gefahren. Natürlich war der immer mit dabei, falls ein Kind müde wurde oder eine Pause brauchte. Die Kinder hatten die Möglichkeit auf dem Spielplatz Zeit zu verbringen und sich im Klettern, Rutschen und Sandburgen bauen zu üben. Wenn wir nicht so viel Zeit hatten, blieben wir im Garten, indem die Kinder auch verschiedene Möglichkeiten hatten sich auszuprobieren im Klettern, Rutschen und im Sandkasten. Wir hatten vor unserem Haus eine große gepflasterte Fläche, auf der die Kinder gefahrlos mit ihren Fahrzeugen fahren konnten. Und auch im Zimmer der Kleinen hatten wir eine Tellerschaukel angebracht und eine kleine Plastikrutsche, auf der die Kinder die Möglichkeit hatten, ihre Fähigkeiten zu üben. Es gab auch eine Zeit, da hat es uns nichts ausgemacht, wenn die drei mit ihren Bobbycars immer um den Esszimmertisch gefahren sind. Viele würden spätestens jetzt sicherlich den Kopf schütteln und sich fragen: Geht's noch? Dabei sind es eben alles nur Phasen, die auch wieder aufhören, aber die positive Entwicklung der Kinder unterstützt. Als Christian und ich anfingen, die Kinder in der oberen Etage unseres Hauses zwischendurch auch mal für einige Minuten alleine spielen zu lassen, waren sie so drei. In regelmäßigen Abständen schauten Christian und ich nach den Kindern, länger als ein paar Minuten ließen wir sie in der Regel nicht aus den Augen. An einem Nachmittag ließ ich sie wieder oben spielen und als ich nachsah, waren die drei vertieft in ein Bilderbuch, welches Christian ihnen vor ein paar Tagen mitgebracht hatte. Zufrieden beschloss ich, mir eine Etage tiefer einen Kaffee zu machen. Kaum hielt ich die heiße Tasse in meiner Hand, hörte ich, wie sich der Haustürschlüssel im Schloss drehte. Christian hatte endlich Feierabend.

»Hallo Schatz«, er begrüßte mich mit einem Kuss, um mich gleich darauf irritiert anzusehen. »Wo sind denn die Kinder?«

»Ach, die schauen sich oben das Bilderbuch an.«

»Bist du dir sicher? Ich habe gerade das Wort ›Kacke‹ gehört.«

Eilig stürzten wir nach oben. Tatsächlich. Die wenigen Minuten hatten den Drillingen ausgereicht, das Buch beiseitezulegen, ihre Spielzeugtrecker zu nehmen und mit diesen voller Enthusiasmus durch einen frischen Haufen zu fahren, den eines der drei Kinder auf dem Teppich zur Verfügung gestellt hatte. Ich wusste nicht, ob ich lachen oder weinen sollte. Ich hatte mir doch lediglich eine Tasse Kaffee gemacht und noch nicht einen Schluck davon getrunken. Und jetzt spielten meine drei fröhlich mit den Fäkalien und ihren Treckern, als handelte es sich dabei um Erde auf einer Baustelle. Kopfschüttelnd steckten Christian und ich die Kinder in die Badewanne, wuschen und desinfizierten die Spielzeuge. Nur für den Teppich kam jede Hilfe zu spät. Wir entsorgten ihn ohne mit der Wimper zu zucken.

Ein anderes Mal wollte ich mich besonders pädagogisch verhalten. Jonah sprach noch nicht, suchte aber den Kontakt und wählte das Beißen als Mittel zur Kontaktaufnahme. Während seiner Beißphase stellte ich ihm ein Reisebett im Wohnzimmer auf, um ihn dort jedes Mal einige Minuten hineinzusetzen, wenn er beißen würde. Ich kommunizierte meinen Plan gar nicht erst, sondern plante, aus dem Moment heraus zu handeln. Es kam, wie es kommen musste: Jonah biss nach seinen Geschwistern.

»Jonah, du darfst die anderen nicht beißen.«

Ich nahm den Kleinen und setzte ihn in das Reisebett. Dort sollte er abwarten, bis er seine überschaubare Strafe abgesessen hatte. Womit ich nicht gerechnet hatte: Nico und Ella fanden das Reisebett so spannend, dass sie auch hineinwollten. Prompt fingen sie an, sich gegenseitig zu beißen, um auch in das Reisebett hineinzudürfen. *Das war wohl nichts*, dachte ich und musste lachen.

Gleichwohl hat mich vor allem meine Mutter immer wieder darin bestärkt, Vorgehensweisen auszuprobieren.

»Trau dich einfach. Du merkst dann schon, was funktioniert und was nicht.«

Sie selbst hatte meine Schwester und mich liebevoll

großgezogen und ermutigte mich, wann immer ich Zweifel hatte. Als frische Eltern unterliefen uns natürlich auch Fehler, die sich aber in manchen Fällen als Glücksgriff erwiesen. Als die Kinder noch im Säuglingsalter waren, wunderten Christian und ich uns, dass die Kleinen plötzlich schnell und tief schliefen. Sie schliefen die Nacht durch, was ich glücklich allen berichtete, die mich nach den Kindern fragten. Erst einige Zeit später merkten wir, dass wir den Drillingen die falsche Babynahrung gegeben hatten. Solche, die erst zu einem späteren Zeitpunkt für sie geeignet war. Durch die viel zu reichhaltige Mischung waren sie schlicht pappsatt und müde gewesen. Ich erschrak. Hoffentlich hatte das keine negativen Auswirkungen. Doch nach einem kurzen Telefonat mit der Kinderärztin konnten wir schon wieder darüber lachen. »Das ist kein Problem. Sie sind ja schon fast im passenden Alter.« Also gaben wir den Drillingen weiterhin die Folgenahrung.

Mit ungefähr 2 Jahren verschlimmerte sich Jonahs Beißphase zunächst und wurde zu einer ausgewachsenen Trotzphase. In dieser Zeit hatte er oft einen sogenannten Nachtschreck und schlief nur selten durch. Der Nachtschreck sorgte dafür, dass er kurz nach dem Einschlafen senkrecht im Bett saß, verängstigt schrie und sich kaum beruhigen ließ. Er selbst bekam das bewusst gar nicht mit, Christian und ich hingegen umso mehr. Nach einigem Überlegen beschlossen Christian und ich, eine Erziehungsberatung in Anspruch zu nehmen. Ich hatte den Flyer am schwarzen Brett des Kindergartens gesehen und gleich einen Termin dort vereinbart. Vor Ort holte ich meine Liste hervor mit allen Punkten, die ich bei der Erziehungsberatung ansprechen wollte.

»Sie können auch noch mal wiederkommen. Wir müssen jetzt nicht alle Punkte in einer Dreiviertelstunde abhaken«, grinste mich der freundliche Herr auf der anderen Seite des Schreibtisches an.

Christian und ich nickten uns zu. Wir würden gerne wiederkommen, und kamen ab da regelmäßig über mehrere Jahre. Besonders hilfreich war hier, die individuelle Betrachtungsweise unserer Situation und die dadurch entwickelten Lösungsstrategien. Anschließend konnten wir unser Verhalten direkt reflektieren und gegebenfalls noch mal ändern. Nicht ganz so hilfreich für uns waren die Angebote, die wir ebenfalls besuchten, in denen es jedoch mehr um die Stärkung von Eltern im Umgang mit nur einem Kind ging. So freundlich und unterstützend die Beratung und der Inhalt dort auch gemeint war, und so bereichernd es für Eltern eines Kindes war, so wenig brauchbar waren die Tipps leider für unsere Situation und für unsere Kinder. Dort wurde uns beispielsweise die Möglichkeit aufgezeigt, Jonah auf die Treppe zu setzen, wenn er das nächste Mal unverhältnismäßig trotzig reagierte. Schon am nächsten Morgen konnten wir den Tipp in die Tat umsetzen. Jonah polterte und zeterte, und wir setzen ihn auf die Treppe. Dort sollte er bleiben, bis er sich beruhigt hatte. Doch wir hatten nicht mit dem Zusammenhalt unserer Drillinge gerechnet. Kaum sah ich nicht hin, kam Nico und brachte Jonah ein Spielzeug.

»Nico, Jonah soll da jetzt alleine sitzen und erst mal zur Ruhe kommen.« Während ich mich noch fragte, ob er das verstanden hatte, kam schon Ella, setzte sich neben Jonah und unterhielt sich mit ihm. *Wieder ein missglückter Erziehungsversuch*, schmunzelte ich. In solchen Situationen merkte ich, dass es sich bei manchen Angeboten leider mehr um die Theorie für die Erziehung von Einzelkindern handelte, aber nicht um praxistaugliche Tipps für unsere Drillinge. Spannend fand ich auch, dass sich viele Probleme oftmals von selbst erledigten. In der oben geschilderten Situation war Jonah bockig, was die anderen beiden Kinder in Mitleidenschaft zog. In dem Moment, wo ich für die beiden Partei ergriff und Jonah auf die Treppe setzte, war aber längst wieder alles gut. Die drei vertrugen sich schon wieder, spielten zusammen und unterhielten sich.

Auch Nico kämpfte auf seine eigene Weise. Nico war ein Kind, das stets seine körperlich spürbaren Begrenzungen brauchte. Im Alter von ein paar Wochen quengelte und weinte er unglaublich viel. Der Grund war für uns zunächst nicht erkennbar. Christian und ich rätselten. Nico hatte wie die anderen beiden Kinder zu Abend gegessen. Vertrug er die Babynahrung nicht? War es zu viel gewesen, sodass er nun Bauchschmerzen hatte? Oder war er womöglich noch hungrig? Konnten Babys in seinem Alter bereits schlecht träumen? Vielleicht war ihm zu warm oder zu kalt? Wir brauchten einige Zeit, um herauszufinden, was ihm fehlte. Es war die Nähe, um nicht zu sagen, die Enge. Vermutlich fehlte ihm der Druck des

Aneinanderliegens, den er schon aus dem Bauch mit seinen beiden Geschwistern kannte. Als Christian und ich endlich auf der richtigen Spur waren, legten wir Nico testweise ein Stück Stoff um, als er schlafen sollte. Wir wickelten seinen kleinen Körper vorsichtig in diesen Stoff und schoben ihm die Enden an den Ärmeln seines Stramplers hinein. Und siehe da: Nico schlief! Als er älter wurde (Kindergartenalter), führte er dieses Verhalten fort. Nach wie vor brauchte er eine wohlige Enge um sich herum. Deshalb baute er sich sein Bett so voll mit Kuscheltieren, dass nur noch ein ganz schmaler Spalt frei war, in den er sich hineinlegen konnte. Von außen betrachtet fragte ich mich oft, wie Nico in dieser Enge überhaupt schlafen konnte. Sich zu drehen, die Schlafposition zu wechseln, erschien mir in dieser eng eingepackten Umgebung kaum möglich. Aber so lange mein Sohn gut schlief, sollte es mir recht sein. Was war da schon ein mit Kuscheltieren und Kissen vollgepacktes Bett? Nico brauchte die Enge und Nähe, um sich wohlzufühlen und gut schlafen zu können. Auch auf sich selbst ein leichtes Gewicht zu spüren, mochte er, weshalb er sich am liebsten unter Christians extra beschwerter Bettdecke verkroch.

Schon seit er ganz klein war, brauchte Nico besondere Fürsorge. Nico hatte im ersten Jahr einen Überwachungsmonitor für die Atmung. Für diesen Überwachungsmonitor musste ich kämpfen, denn anders als ich, sahen die Ärzte die Notwendigkeit nicht von vornherein. Auch die Schwestern schienen nichts Auffälliges bemerkt zu haben. Ich selbst stand mehrfach an seinem Bettchen und beobachtete, dass Nico mit seiner Atmung kämpfte, und mein Gefühl sagte mir: Da stimmt etwas nicht. Zunächst relativierte sich das wieder, auch der Kinderarzt winkte ab:

»Keine Sorge. Die Kleinen fahren runter und entspannen sich. Das ist völlig normal. Die sind ja auch noch ganz klein, da kann es auch schon mal sein, dass die Atmung eine Sekunde aussetzt.«

Meine Augen wurden immer größer. Wie konnte es normal sein, dass die Atmung aussetzte? Unabhängig vom Alter durfte so etwas meines Erachtens nach einem gesunden Menschen nicht passieren.

»So ein Monitor macht sie nur verrückt. Es können Fehlalarme vorkommen und wir geben Ihnen aufgrund dessen jetzt lieber keinen Monitor mit.«

Ich richtete mich auf: »Wissen Sie was? Da stehe ich lieber fünfmal umsonst am Bett, bevor einmal wirklich etwas passiert. Ich möchte diesen Monitor! Meine Kinder sind Frühchen und ich habe ein Recht darauf. Sie fallen in die Risikogruppe für den plötzlichen Kindstod.«

Mir war bewusst, dass das eine teure Forderung war. Um die fünftausend Euro kostete ein solcher Monitor, da war es klar, dass ein Arzt ihn nicht einfach so verschrieb. Ich bestand jedoch darauf und Nico bekam glücklicherweise seinen Monitor. Er hatte ihn, bis er ein Jahr alt wurde, dann fing er an, sich die Elektroden selbst vom Körper zu reißen. Damit war für mich klar: Nico spürte, dass er die Überwachung nicht mehr brauchte. Für mich war dieses Jahr mit Monitor wichtig. Auch wenn über dieses Jahr alles gut war und die Untersuchungen alle positiv verliefen. Das Langzeit-EKG wies keine Auffälligkeiten auf, die Blutuntersuchung ebenso wenig. Doch ich war mir sicher, ich hatte das Richtige für mein Kind getan, und war stolz darauf, den Monitor erkämpft zu haben. Sicher war sicher und ich wusste, was ich bei Nico beobachtet hatte.

8 DIE BLICKE DER ANDEREN

In den ersten Wochen und Monaten nach der Geburt der Drillinge gab es häufig Situationen, in denen mich Menschen mit ihren Fragen konfrontierten. Bei allem Verständnis für eine gewisse Neugier, haben mich manche Fragen doch sehr irritiert. Auf viele Fragen habe ich Antworten erfunden. Einerseits, weil ich die künstliche Befruchtung nicht thematisieren wollte, und andererseits, weil ich Fragen grenzüberschreitend empfand und die Fragestellenden meiner Meinung nach nicht mit einer ernsthaften Antwort belohnt werden sollten. Ich erinnere mich an eine Situation beim Einkaufen. Ich hatte gerade alle Einkäufe auf das Kassenband gelegt, als mir eine fremde Frau von hinten auf die Schulter tippte: »Sagen Sie, sind das Drillinge? Und sind die drei auf natürlichem Wege entstanden?«

Hatte die Dame mit der Hornbrille und den blonden Locken mich das gerade wirklich gefragt?

»Ja«, antwortete ich kurz und knapp und drehte mich wieder der Kassiererin zu. Eilig packte ich meine Einkäufe in die Tüten, schnappte meine Drillinge und flüchtete nach draußen. Was für eine unangenehme Situation. Nicht allein, weil ich für mich beschlossen hatte, nicht über die künstliche Befruchtung zu reden, sondern auch, weil ich solche Angelegenheiten nicht mit einer fremden Frau mitten im Supermarkt besprechen wollte. Und selbst, wenn ich es damals hätte teilen wollen, so war das doch wirklich kein geeigneter Rahmen für diese Art Gespräch. Sicherlich fragte sie Mütter einzelner Neugeborener nicht, ob dieses auf natürlichem Wege entstanden seien. Natürlich waren Drillinge ungewöhnlich und etwas Besonderes, das Interesse konnte ich nachvollziehen. Meines Erachtens sollte man jedoch einen gewissen Anstand wahren und solche Dinge nicht fragen, schon gar nicht als Fremde an der Supermarktkasse. Denn für mich, und ich behaupte, auch für jede andere Frau, die sich einem solchen Eingriff unterzieht, hängt mit der gesamten Prozedur viel mehr zusammen als lediglich der Termin zur künstlichen Befruchtung und eine darauffolgende Schwangerschaft. Der erhofften guten Nachricht, wie sie in meinem Fall kam, gehen Wochen, Monate und sogar Jahre des Bangens und Hoffens voran, oftmals gepaart mit Trauer und Verzweiflung. Dieser Weg kann auch eine Belastung für die Partnerschaft sein. Ist das Wunschbaby dann da, bedeutet das aber nicht, dass diese Belastung überstanden und vergessen wäre. Und dann gibt es noch diejenigen Frauen – bleiben wir gedanklich ruhig an der Supermarktkasse –, die ein solches Gespräch mitbekommen und vielleicht selbst erfolglos probiert haben, schwanger zu werden. Vielleicht auch mithilfe einer künstlichen Befruchtung. Doch für sie blieb die gute Nachricht aus, sie wurden nicht schwanger. Dieses große Ganze mit allen dazugehörenden Gefühlen binnen 30 Sekunden mit einer Fremden im Supermarkt zu teilen, erschien mir schlicht unpassend – und unmöglich.

Wenn mich hingegen Freunde und Bekannte auf meine drei Neugeborenen ansprachen. »Liegt das in der Familie?«, wurde ich oft gefragt, erzählte ich zwar auch nicht von der künstlichen Befruchtung, aber ich redete mit ihnen natürlich lieber über das Thema.

Tatsächlich hatte ich für diese Frage eine Antwort, die zwar nicht ganz der Wahrheit entsprach, gleichzeitig aber auch keine Lüge war:

»Ja. Mein Großvater hatte einen Zwillingsbruder und auf Christians Seite gibt es auch Mehrlinge.« Mit dieser Antwort gaben sich die meisten zufrieden.

Vorzugsweise fremde Menschen sprachen mich auch auf meinen Bauchumfang an, während ich noch schwanger war. Kaum verwunderlich, dass mein Bauchumfang in der dreißigsten Schwangerschaftswoche so enorm groß war, dass ich ein Tablett oben auf meinem Bauch sicher hätte platzieren können. Der Umfang betrug in der dreizigsten Schwangerschaftswoche 115 cm. Dass darin statt einem gleich drei kleine Babys darauf warteten, das Licht der Welt zu erblicken, wussten diese Menschen schließlich nicht. Das hielt sie jedoch nicht davon ab, mich direkt zu fragen: »Ist da nur eins drin?« Mein Bauch war einfach nicht zu vergleichen mit einer Frau, die sich bereits am Ende ihrer Schwangerschaft befand, mein Bauch war einfach noch wesentlich umfangreicher.

Meine engsten Freundinnen interessierte vor allem, wie ich mich auf die Ankunft unserer drei Kinder vorbereiten wollte. Um ehrlich zu sein, wusste ich es selbst nicht genau. »Wir haben ja neun Monate Zeit, uns an den Gedanken zu gewöhnen und uns auf die drei Kleinen einzustellen.« Mir wurde jedoch deutlich, dass die Menschen aufmerksam werden und mehr wissen wollen. Gerade wenn sie dann erfahren, dass ich Drillinge bekomme, zeigen sie großes Interesse, stellen Fragen, sind erstaunt, manchmal auch mitfühlend oder haben Mitleid.

9 EINEINHALB JAHRE IM VORAUS

Mit den Drillingen musste ich immer gleich auch für drei Personen denken – wenn nicht sogar für sechs, falls Betreuungspersonen erforderlich waren. Mit einem Kind konnte es schon schwierig sein, einen Platz in der KiTa oder im Schwimmkurs zu bekommen. Mit drei Kindern auf einmal gestaltete es sich fast unmöglich, wenn man sich nicht rechtzeitig kümmerte. Ich rief manchmal bereits ein Jahr im Voraus bei allen erforderlichen Stellen an, erkundigte mich nach Gegebenheiten und freien Plätzen. Oft konnte ich meine Kinder bereits das besagte Jahr im Vorfeld auf eine Warteliste setzen lassen, anders hätte ich eventuell keine Plätze in den diversen Angeboten bekommen. Ich machte mir eine Liste, welche Angebote das betreffen würde: das Frühschwimmen bzw. den Kinderschwimmkurs, die Frühförderung, Ergotherapie, Logopädie und eben auch die Kindertagesstätte bzw. den Kindergarten. In die Kindertagesstätte wollte ich meine drei zunächst, mit gerade einmal zwei Jahren, noch gar nicht geben, hatte jedoch kaum eine andere Wahl. Drei Plätze in der gleichen Einrichtung wurden mir nur unter der Bedingung zugesichert, wenn ich sie schon mit zwei Jahren zur Betreuung in der Kindertagesstätte anmeldete. So würden sie, wenn sie alt genug waren, definitiv zu dritt in der gleichen Einrichtung bleiben können. Mit dieser Entscheidung tat ich mich sehr schwer. Einerseits würden meine drei Kinder zum gegebenen Zeitpunkt einen Kindergartenplatz brauchen, andererseits mussten sie wirklich noch nicht jeden Tag in die KiTa. Außerdem besuchten sie ja mittlerweile einmal die Woche die Spielgruppe für unter Dreijährige bei uns im Dorf. Ich hatte sie mir so sehr gewünscht und wollte jetzt, wo sie da waren, so viel Zeit wie möglich mit ihnen verbringen. Sie einen halben Tag in die Betreuung zu geben, fiel mir auch nicht so schwer, und die Kinder fühlten sich durchaus sehr wohl dort. Da ich aber die drei Plätze in der Kita nicht verlieren wollte, redete ich mit den Erziehern dort und erklärte ihnen meine Bedenken. Glücklicherweise konnte ich einen Kompromiss aushandeln. Ich würde die drei täglich vor dem Mittagessen abholen, sodass sie nicht den ganzen Tag ohne mich sein würden. Im Laufe dieser Umstellung würde ich mir auch angewöhnen wollen, meine Kinder etwas früher in die KiTa zu bringen. Durch dieses Vorgehen vermied ich dann eventuell, mit den Drillingen in zu großen Stress zu geraten. Denn jeder, der ein Kind hat, kennt das Getümmel zu Bring- und Holzeiten in Kindergarten und Schule. Mich als Einzelperson um alle drei Kleinen gleichzeitig zu kümmern, ohne im Getümmel unterzugehen, war kaum möglich. Da würde es sich lohnen, mich stets etwas früher auf den Weg zu machen. Denn es würde zu einem wesentlich entspannteren Ablauf insgesamt führen.

Zurzeit besuchten die drei aber noch bis Sommer 2013 einmal wöchentlich die Spielgruppe. Auf dem Weg zur

Spielgruppe offenbarte sich erneut das altbekannte Problem, das ich bereits schilderte: Ich hatte nach wie vor nur zwei Hände. Mit gerade einmal zwei Jahren konnten die Kinder noch nicht sicher Treppen steigen. Zu Hause übten wir deshalb, wie sie die Treppe hinaufklettern oder vorsichtig Stufe für Stufe herunterrutschen konnten. Dieses Wissen mussten sie dann in der Praxis testen. Während ich dann zwei meiner drei Kinder an die Hand nahm, kletterte eines jeweils eifrig die Treppen zum Raum der Spielgruppe hinauf oder hinab. Auch das erforderte einige Geduld. Nicht nur von mir, sondern auch von anderen Eltern mit ihren Kindern, die nicht so einfach an uns vorbeikamen. Manchmal kletterten sie alle drei eifrig die Stufen hinauf und hinab. Ein weiterer Grund, meine Kinder auch hier stets etwas früher zu bringen und auch etwas früher wieder abzuholen. So entgingen wir dem großen Trubel und konnten uns dem Hindernis »Treppe« in Ruhe widmen. Viele Menschen boten uns aber auch ihre Hilfe an, die wir dann besonders in diesen Situationen dankend annehmen konnten.

Als Mutter machte es mich stolz, meine Kinder dabei zu beobachten, wie sie Alltagssituationen meisterten. Ich wollte alles miterleben. Ich war mit den Drillingen beim Kinderturnen, beim PEKiP, beim Babyschwimmen. Ich machte alles mit, denn ich wollte – im Sinne der Drillinge – nicht zurückstecken, nur weil mit drei Kindern das Organisieren der Plätze, die Vorbereitung und die Teilnahme selbst eben etwas schwieriger waren. Oft waren meine Mutter und/ oder Christian dabei.

Bei PEKiP handelt es sich um das *Prager Eltern-Kind-Programm*, einem Konzept für die gemeinsame Arbeit von Eltern mit ihren Kindern im ersten Lebensjahr. Durch Früh-förderung und gemeinsame Zeit sollen Eltern und Kinder leichter zueinander finden. Unsere Drillinge waren dabei meistens nur in Windeln. Wir strichen den Kindern zum Beispiel mit Pinseln über die Arme. Durch die Berührungen auf der Haut wird Vertrauen geschaffen und unterstützt die emotionale Bindung. Oder wir gaben unseren Babys verschiedene Spielsachen, die ihre Sinne aktivieren sollten. Zum Beispiel durch das Spielen mit einer Rassel, wird der Sehsinn, der Hörsinn sowie der Tastsinn an-gesprochen, was wiederum förderlich für die Entwicklung des Kindes ist. Das PEKiP besuchte ich gemeinsam mit meiner Mutter, bis die Kinder ein Jahr alt waren, so wie es auch empfohlen wird, sodass jede von uns einen der Drillinge halten und die Übungen mit dem jeweiligen Kind machen konnte. Die Gruppenleiterin hatte jeweils den dritten Drilling und stellte mit ihm die Übung vor. Ich denke den Kindern haben die Besuche immer sehr gut gefallen, sie waren mit Freude dabei und haben die Anreize immer gerne angenommen.

Der Schwimmkurs konnte auf diese Weise leider nicht gemacht werden, daher absolvierte Christian den Kurs mit einem Drilling, erst im Anschluss den Folgekurs mit dem zweiten Drilling und einen dritten Kurs mit dem dritten Drilling. Aus versicherungstechnischen Gründen war es leider nicht möglich, dass unsere drei Kinder von Stunde zu Stunde hätten tauschen können. Das war aber für die Kinder kein Problem, da sie zu klein waren, um zu verstehen, dass immer nur einer der drei gehen durfte. Im Wasser haben die Kinder sich immer sehr wohlgefühlt und es scheinbar genossen, durchs Wasser zu gleiten.

Beim Kinderturnen hingegen hatten wir Glück. Hier verhielt es sich wie schon beim PEKiP. Die Lehrerin nahm eines der Kinder, meine Mutter das zweite und ich das dritte. Das Kinderturnen bereitete unseren drei Kindern besonders viel Spaß und ich freute mich, weil sie dort Nützliches für den Alltag lernten. Sie übten, rückwärts irgendwo herunterzukommen, was mir zum Beispiel beim Bewältigen der Treppen half, wenn ich mit den dreien alleine war. Mir gefielen alle Angebote wirklich sehr gut. Die Kinder waren sehr zufrieden und lachten und hatten Freude. Heute würde ich jedoch behaupten, dass die Kinder am meisten vom Kinderturnen profitiert haben. In diesem Alter, sie waren 1,5 Jahre, als wir anfingen zum Kinderturnen zu gehen, haben die Kinder schon einen ausgeprägten Bewegungsdrang, den sie hier ausleben durften. Kinder in dem Alter eignen sich die Welt über Bewegung an und lernen so die Welt zu verstehen. Das war immer mit viel Spaß verbunden. Das Kinderturnen besuchten meine Kinder bis zum Ende der vierten Klasse mit großer Freude. Auf der weiterführenden Schule blieb die Zeit leider nicht mehr, da die Schule so lang geht, sonst wären sie bestimmt heute noch da.

10 KINDERGARTEN UND GRUNDSCHULE

Mit zwei Jahren kamen die Kinder in den Kindergarten, was ich – wie bereits erwähnt – nicht besonders gut fand. Zum einen, weil ich ja sowieso zu Hause war und zum anderen war ich der Meinung, dass die Kinder erst bereit dazu wären, wenn sie einigermaßen hätten sprechen und sich äußern können. Allerdings hätte ich dann für meine drei Kinder keinen Platz bekommen. Die Dame von der Stadt teilte mir freundlich mit:

»Ja, Sie haben selbstverständlich ein Recht auf drei Kindergartenplätze, aber nicht darauf, dass sich alle drei in derselben Einrichtung befinden.«

Also nahm ich den Platz in Anspruch, der mir damals für meine Drillinge geboten wurde. Zum Glück fiel die Umstellung Nico, Ella und Jonah nicht so schwer, wie ich anfangs befürchtet hatte. Mit 1,5 Jahren starteten sie bereits die Fremdbetreuung in der überschaubaren Spielgruppe von 10 Kindern unter drei Jahren in unserem Gemeindehaus, in der sich die Kinder untereinander und auch die Erzieherin kennenlernen konnten. Zur Spielgruppe brachte ich meine drei Kinder einmal pro Woche. Im Wechsel blieb auch immer eine der Mütter mit der Erzieherin in der Spielgruppe bei den etwa zehn Kindern. Meine Kleinen konnten sich so langsam daran gewöhnen, dass ich sie zur Spielgruppe fuhr, dann einige Zeit nicht bei ihnen war und sie anschließend wieder abholte. Das fand ich war eine behutsame und gute Vorbereitung auf den Kindergarten, der ja später an fünf Tagen in der Woche sein würde. In der ersten Zeit widerstrebte es mir ja bereits, sie für die kurze Zeit in der Spielgruppe zu lassen. Doch ich merkte ziemlich schnell, wie wohl sie sich dort fühlten. Sie hatten ja immer etwas Vertrautes, nämlich ihre Geschwister, dabei und lernten einen immer wiederkehrenden Ablauf so wie es auch später im Kindergarten sein würde. Die Kinder kamen in der Spielgruppe an, frühstückten gemeinsam, machten einen Morgenkreis, spielten, gingen nach draußen und wurden wieder abgeholt. Das erste Lösen von der Mutter wurde geübt und neue Beziehungen zur Erzieherin wurden aufgebaut. Da ich immer das Gefühl hatte, wenn meine Kinder zusammen sind, zum Beispiel auch in der Spielgruppe, dass sie sich in ihrer Entwicklung nicht stören, sondern eher das Gegenteil ist der Fall, sich gegenseitig stützen und ermutigen, ich es also nie als hinderlich angesehen habe, sie in einer Gruppe anzumelden, entschieden wir dies auch für die Anmeldung in den Kindergarten. Ich erlebe es natürlich auch immer mal in meinem beruflichen Alltag, dass Mehrlinge, die den Kindergarten besuchten, sich eher in ihrer Entwicklung stören, und es da sicherlich angebracht ist, mit den ErzieherInnen eine passende Lösung zu suchen und in manchen Fällen, die Kinder auch verschiedene Gruppen besuchen zu lassen. Ich erinnere mich an eine erwachsene Frau, die eine Zwillingsschwester hat, und die als Kind in der Schule getrennt wurden, die heute sagt, dass die beiden das nie verkraftet haben und das es emotional ganz schlimm war, ohne ihre Schwester zu sein.

Meine Nichte, die in einem Kindergarten arbeitet, berichtete mir vor einiger Zeit, dass es in ihrem Kindergarten verboten sei, Mehrlinge gemeinsam in der gleichen Gruppe unterzubringen. Das zu pauschalisieren, finde ich fraglich, denn es gibt, glaube ich, doch noch sehr wenig Literatur über Mehrlinge und was die Trennung emotional für Folgen haben könnte. Umso dankbarer bin ich, dass wir die freie Wahl hatten und uns keiner fragwürdigen Vorschrift unterwerfen mussten. Ich selbst hätte einen solchen Kindergarten nicht für meine Drillinge gewählt. Als Pädagogin, die ebenfalls als Erzieherin in einem Kindergarten arbeitet, sage ich den Eltern grundsätzlich: »Solange die Kinder sich frei entfalten können und sich nicht gegenseitig in ihrer Entwicklung stören, können Geschwister gerne in derselben Gruppe untergebracht werden. Sollte es Schwierigkeiten geben, müssen wir noch einmal miteinander sprechen.«

Bei meinen Drillingen war es beispielsweise so, dass Jonah in seiner Persönlichkeit eher zurückhaltend war. Viele Erfahrungen wären ihm eventuell nicht so möglich gewesen, wenn er seine Geschwister nicht als Vorreiter gehabt hätte. Sie haben sich nicht gestört, sondern sich gegenseitig mitgezogen und ermutigt. Für mich war es immer eine Stärke, dass sich die drei gegenseitig kümmerten, dass sie aufeinander bauen konnten.

Lediglich im letzten Kindergartenjahr haben wir gemeinsam mit den Kindern entschieden, soweit das möglich war, also wir haben sie gefragt, ob wir das mal ausprobieren sollen und sie haben Ja gesagt, sodass die drei in unterschiedliche Gruppen gehen sollten. Es bestand die Möglichkeit, dass unsere Kinder auf unterschiedliche Schulen oder in verschiedene Klassen kommen würden und Christian und ich wollten wissen, wie sie damit umgehen würden. Es stellte sich heraus: Weder die gemeinsamen noch die getrennten Gruppen waren für unsere drei ein Problem. Andersherum kristallisierte sich auch keine der beiden Möglichkeiten als besonders vorteilhaft für die Drillinge heraus. Deshalb entschlossen wir uns für die Grundschulzeit, die drei in derselben Klasse einzuschulen. Ich konnte mir nicht vorstellen, ständig drei Elternabende wahrnehmen zu müssen und drei Grundschüler mit unterschiedlichen Schulzeiten und unterschiedlichen Hausaufgaben zu Hause zu haben.

In der Grundschule fanden sich die Drillinge sehr gut zurecht. Als es um die Entscheidung für eine weiterführende Schule ging, bezogen wir Ella, Nico und Jonah mit ein. Wir fragten sie nach ihren Wünschen und Vorstellungen. Es gab die Möglichkeit, dass jeder in seine eigene Klasse gehen konnte, oder aber, dass sie alle die gleiche Klasse besuchen würden. Nico, Ella und Jonah sprachen sich einstimmig dafür aus, gemeinsam in eine Klasse zu gehen, und das klappt bis heute hervorragend. Von Zeit zu Zeit frage ich meine Kinder in einem zweisamen Moment, wie es ihnen in ihrer Klasse geht und damit, dass die anderen beiden Geschwister die gleiche Klasse besuchen. Dann berichten sie mir von dem, was sie gerade bewegt und manchmal, dass sie sich genervt von einem ihrer Geschwister fühlen. Gleichzeitig beschwichtigen sie und erkennen sich als etwas Besonderes an. Werden sie beispielsweise gefragt, was sie ausmacht, nennen sie neben ganz persönlichen Charaktereigenschaften auch die Tatsache: »Ich bin ein Drilling.«

11 DIE WEITERFÜHRENDE SCHULE

Für meine Drillinge handhabe ich es mit der weiterführenden Schule so, wie mit allen Kursen und Entscheidungen: Bereits ein Jahr im Voraus informierte ich mich und sah mir die verschiedenen Schulen an. Gut vorbereitet zu sein gab mir das Gefühl, für meine Drillinge die bestmöglichen Entscheidungen treffen zu können – ohne aufgrund von Zeitnot, Platz- oder Informationsmangel in eine Richtung gedrängt zu werden. Ich konnte mich stattdessen ganz in Ruhe mit einer Entscheidung in all ihren Facetten auseinandersetzen. Betreffend die weiterführende Schule überlegten Christian und ich lange hin und her. Sollten wir die Kinder auf die gleiche Schule schicken oder nicht? Falls ja, sollten sie alle drei in derselben Klasse unterrichtet werden oder sollten Nico, Ella und Jonah jeweils allein in eine Klasse eingeschult werden? Ella war schon immer ein Kind, was typischerweise auf ein Gymnasium gehörte. Sie war stets fleißig, war wahnsinnig organisiert, arbeitete strukturiert und hatte Freude am Lernen. Jonah hingegen war ein tiefenentspannter Zeitgenosse. Ein Durchschnittsschüler, der sich nicht unnötig stresste. Eine Eigenschaft, die ich mittlerweile als Stärke an ihm sehe, auch wenn ich selbst damit erst umzugehen lernen musste. Jonah freute sich auch über eine Drei. Mit solch einem Ergebnis war er der Meinung: »Ist doch super gelaufen!«

Nico wiederum war etwas ehrgeiziger, machte jedoch auch nicht mehr als nötig.

Ich selbst besuchte in meiner Jugend eine Realschule, hatte eine tolle Schulzeit. Zu meiner Zeit, so hatte ich das Gefühl, gab es kaum Eifersucht oder Mobbing, jedenfalls kam ich niemals damit in Berührung. Eine so behütete Erfahrung wünschte ich mir auch für meine Kinder. Ich sah mich in der näheren Gegend unseres Wohnortes um und fand unter anderem heraus, dass erst vor zwei Jahren eine Gesamtschule in der Nähe neu eröffnet hatte. Sie lag so nah, dass meine Kinder mit dem Fahrrad dorthin fahren konnten, sofern sie es denn wollten. Anfangs gehörte allerdings auch ich zu den Müttern, die die Nase rümpften und den Kopf schüttelten.

»Ich gebe meine Kinder doch nicht auf die Gesamtschule!« Der Ganztagsunterricht störte mich besonders.

Zugegeben, ich war vorurteilsbehaftet und absolut dagegen. Dazu kam noch das im engeren Umkreis ein Mädchen eine Gesamtschule besuchte, was ihr leider nicht zum Vorteil geraten war. Das hatte meine Meinung geprägt.

Die Grundschullehrerin jedoch ließ nicht locker. »Überlegen Sie sich das einfach mal. Die drei sind ja sehr unterschiedlich und Sie möchten, dass Nico, Ella und Jonah auf die gleiche Schule gehen.«

Am gleichen Abend schickte mir zufällig eine Freundin einen Link.

»Schau doch mal rein. Ihr steht doch kurz vor dem Schulwechsel. Die Gesamtschule hat heute einen Online-Kennenlernabend für Eltern.« Das klang unkompliziert. Und mir schwante, dass ich nicht weiterhin einfach behaupten konnte, eine Gesamtschule sei nichts für meine Kinder, ohne mir wirklich ein Bild über die Schulform und die betreffende Schule in der Nähe gemacht zu haben. Also nahm ich an der Veranstaltung teil und war sofort begeistert, was mich selbst überraschte. Der Direktor stellte die Schule hervorragend dar, wusste sich und die Schulform zu verkaufen. Ich schickte Christian eine Nachricht. »Ich weiß jetzt, auf welche Schule unsere Kinder gehen. Es wird doch die Gesamtschule werden. «

Christian war irritiert.

»Wie kommst du denn da jetzt drauf?«, wollte er wissen.

Ich berichtete ihm, was ich während der Online-Veranstaltung erfahren hatte. Mittlerweile glaube ich, es war die beste Entscheidung, die wir für unsere Kinder treffen konnten. Anfangs hatte ich meine Schwierigkeiten mit dem Gedanken, dass die Kinder drei Tage pro Woche bis 15:30 Uhr in der Schule sein würden. In mir schlug mein Mutterherz, das seine Kinder nicht den ganzen Tag abgeben wollte. Andererseits würden die Kinder nach Hause kommen und alle Hausaufgaben bereits erledigt haben, sie konnten mit dem Fahrrad zur Schule fahren und würden bereits mit acht befreundeten Kindern aus der Grundschule in der neuen Klasse sein.

Heute ist der schulische Alltag superentspannt. Meine Drillinge kommen von der Schule nach Hause, haben Zeit sich zu verabreden und solange sich die Noten im für uns kommunizierten grünen Bereich bewegen, ist alles in

Ordnung und ich bin zufrieden. Die Kinder sind sehr selbstständig, organisieren sich, kümmern sich selbst und das bewältigen sie alle drei hervorragend.

Nach der 10. Klasse können sich die Kinder auf der Gesamtschule immer noch entscheiden, ob sie anschließend das Abitur machen wollen oder nicht. Bis dahin hatten sie hoffentlich immerhin fünf wunderbare Jahre, in denen sie natürlich auch Aufgaben erledigen und lernen mussten. Sie konnten jedoch das Lernen eher als etwas Angenehmes und Entspanntes erleben und wahrnehmen.

Ella wäre meiner Meinung nach durchaus auf dem Gymnasium gut aufgehoben gewesen, weil sie alles selbst organisiert. Sie trifft sich mit ihrer Freundin, um ein Referat vorzubereiten. Sie erledigt ihre Aufgaben, ohne dass ich nachfragen muss. Allerdings wollte ich ihr diesen Druck nicht aufbürden, besonders nicht so kurz nach der Corona-Zeit.

Auf der Gesamtschule lief alles auf Augenhöhe und meine drei Kinder unterstützten sich, wo sie konnten. Das tun sie auch heute noch. Besonders fiel mir das während bzw. nach den Bundesjugendspielen auf. Jonah war sportlich nicht ganz so begabt wie seine Geschwister. Ella und Nico brachten eine Ehrenurkunde mit nach Hause und berichteten begeistert von den Wettkämpfen. Jonah hingegen hatte keine Urkunde erhalten.

»Wie geht es dir damit?«, wollte ich wissen.

Schließlich wollte ich nicht, dass es meinem Jungen schlecht ging. Jonah zuckte mit den Schultern.

»Gut. Nico hat schon gesagt, ich kann mir seine Urkunde kopieren.«

Ich lachte. Wieso hatte ich mir eigentlich Sorgen gemacht?

»Auch eine Lösung.«

Für mich war es tatsächlich wichtiger, dass sich meine drei Kinder gegenseitig den Rücken stärkten, als dass sie alle Bestleistungen brachten. Das Schummeln sei dahingestellt. Aber meine Kinder hielten zusammen, darauf kam es letztlich an. Noch dazu hatten sie eine kreative Lösung gefunden. Was wollte ich mehr?

Natürlich gab es auch Phasen, in denen sich jedes Kind einzeln hervorheben wollte. Im Großen und Ganzen war es jedoch schon immer so, dass sie sich gegenseitig brauchten und aufeinander acht gaben. War eines der drei Kinder nicht zu Hause und die anderen beiden kamen heim, spürten sie sofort, dass etwas bzw. jemand fehlte. »Wo ist denn Ella?«

»Bei ihrer Freundin.«

»Und wann kommt sie wieder?«

»Heute Abend.«

Oder auch: »Jonah sollte doch um 17 Uhr zurück sein. Jetzt ist es 17:05 Uhr. Wieso ist er noch nicht zu Hause?«

Sie achteten sehr auf sich und das entsprach auch dem, was ich ihnen stets zu vermitteln versuchte: »Geschwister sind das höchste Gut.«

12 FREUNDSCHAFTEN

Im Laufe des Heranwachsens der Drillinge kristallisierte sich deutlich heraus, wer unsere echten Freunde waren und wer nicht. Je mehr die Drillinge sich selbstständig bewegten, im Zimmer umherkrabbelten und nach allem griffen, was sie mit ihren unbeholfenen Fingern erreichen konnten, desto seltener wurden die Einladungen bei manchen bisherigen Freunden, bis sie irgendwann ganz ausblieben. Mit unseren Kindern waren wir nicht mehr willkommen. Diesen Menschen rannten wir jedoch nicht hinterher, sondern distanzierten uns gleichermaßen. In dieser Zeit gingen Christian und ich dazu über, die meisten Verabredungen zu uns zu legen. In unserem Haus war längst alles kindersicher, Stoßschutz an den Tischen, ein Fallschutz an der Treppe. Anfangs lebten wir nur für unsere Kinder und dachten nur selten an uns selbst. Unser Haus richteten wir so ein, dass beispielsweise um unseren Wohnzimmerschrank, der mir sehr am Herzen lag, da er ein Erbstück meiner Großmutter war, ein kleiner Holzzaun aufgestellt wurde, damit die Kinder ihn nicht mit Spielzeug bearbeiteten oder mit ihren Fahrzeugen dagegen fuhren, aber sich natürlich auch nicht verletzen konnten. Der Wohnzimmertisch musste zu Beginn völlig weichen. Stattdessen schafften wir eine große, dünne Sportmatte an, die wir vor dem Sofa platzierten. So konnten die Kinder, wann immer sie wollten, auf das Sofa hinauf- oder wieder herunterklettern. Unser Laufstall war XXL und hatte eine Tür, weil ich nie wollte, dass unsere Kinder von oben dorthinein abgesetzt werden. Ich wollte etwas haben, worin ich in einer eiligen Situation die Kinder schnell unterbringen und die Tür schließen konnte. Zu jedem anderen Zeitpunkt konnte jedes Kind selbst entscheiden, wann es gerade Lust hatte, sich im Laufstall aufzuhalten oder nicht. Die Tür war im Alltag grundsätzlich offen. Den Laufstall legte ich mit Matten und Spielzeug aus. Für mich war es toll, denn meine Kinder konnten völlig selbstständig agieren. Sie entwickelten sich motorisch hervorragend, weil in unserem Haushalt das meiste kindgerecht umgestaltet war. Hübsche Deko-Elemente gab es bei uns in diesen Jahren absichtlich nicht. Ich wollte nicht die Kinder zurechtweisen, sie andauernd ermahnen, weil diese neugierig waren und Kerzen, Steine und andere Deko anfassen oder gar in den Mund stecken wollten. Das war mir einerseits viel zu riskant, andererseits wollte ich diesen Umgangston für meine Kinder nicht. Keine Deko? Kein Gemecker! Warum sollten wir unseren Alltag unnötig stressig gestalten? Das ergab für mich keinen Sinn. Hier bei uns konnten wir Nico, Ella und Jonah einfach krabbeln lassen, ohne ständig ermahnen zu müssen: »Lass das. Nein. Geh hier nicht dran. Tu das nicht.«

Erziehung, Struktur und einen immer wiederkehrenden Rhythmus im Alltag hielt ich für sehr wichtig, und trotzdem behielten wir so gut es ging die Bedürfnisse der Kinder im Blick. Hatten sie einen starken Bewegungsdrang, ermöglichten wir den Kindern diesem nachzugehen, zum Beispiel durchs Schaukeln, Klettern oder Rutschen. Und natürlich war ich nicht vorrangig immer nur Pädagogin, sondern überwiegend Mutter. Und ich erinnere mich, dass auch meine Akkus leer waren und ich schlechte Laune hatte. Eine Freundin von uns zeigte sich beispielsweise besonders verständnisvoll. »Wisst ihr was? Ich mache mit den dreien morgen einen Ausflug. Dann könnt ihr einfach mal schlafen«, verkündete sie von Zeit zu Zeit und jedes einzelne Mal waren wir dankbar für dieses Angebot. Sie war eine der Personen, die verstand, dass uns das viel mehr bedeutete als ein Treffen unter Stress, weil wir immer mit mindestens einem Ohr und einem Auge bei den Drillingen waren, statt uns voll und ganz auf die Konversation einlassen zu können.

Als die Drillinge alt genug waren, um mit anderen Kleinkindern zu spielen, hatte ich vermehrt den Eindruck, die Eltern kamen mit ihren Kindern vorzugsweise zu uns zum Spielen. Was ich zeitweise für mich als Vorteil ansah, da ich nicht mit drei Kindern und Wickeltasche, Proviant etc. losmusste. Doch ging es dann später ans Aufräumen, verabschiedeten sich die Eltern plötzlich mit ihren Kindern und ich stand mit meinen dreien allein im Chaos. Als meine Kinder älter waren, hätte ich mir von Zeit zu Zeit eine Gegeneinladung gewünscht, doch die folgte nur sehr selten, oder überhaupt nicht. Das fand ich sehr schade, und manche Freundschaften verliefen dann irgendwann leider im Sande.

Freundschaften und deren Entwicklung waren nicht nur ein Thema für Christian und mich. Je älter unsere Drillinge wurden, desto mehr mussten auch hier klare Regeln her, um den Hausfrieden und eine gewisse Fairness zu gewährleisten. Ella hatte ihre Freundinnen, Nico und Jonah hatten jeweils ihre Freunde. Manchmal gingen sie alle gemeinsam zum Fußball spielen, dann verabredete sich jeder mit jedem. Mir war es allerdings besonders wichtig, dass die Drillinge ihre jeweiligen Einzelverabredungen als solche auch ganz klar bekamen. Hatte beispielsweise Jonah einen Freund zu Besuch, dann war dies seine Verabredung. Wollten die anderen beiden Kinder mitspielen, riet ich ihnen: »Sprecht das mit Jonah ab. Wenn er Nein sagt, dann heißt es Nein.«

Das war und ist nicht immer einfach für die drei. Bei meinen Kindern hat es sich bewährt, offen zu kommunizieren: »Jonah ist heute verabredet. Wir gucken einfach, ob ihr die letzte Stunde gemeinsam spielt. Aber es ist Jonahs Verabredung und er darf mit seinem Freund in sein Zimmer gehen und wenn er nicht möchte, dass du dabei bist, dann ist das so und das müssen wir akzeptieren. Dann können wir etwas zusammen spielen oder du spielst mit Ella.«

Mir war wichtig, dass jeder der drei eigenständig sein konnte. Dass sie nach ihren Bedürfnissen leben konnten und dass sie sich nicht immer nach ihren Geschwistern richten mussten oder die Geschwister immer mit dabei waren. Meine Drillinge waren schließlich von Beginn schon so oft zusammen.

Meine Eltern handhabten es ähnlich. Ich durfte nicht automatisch das machen, was meine Schwester schon durfte. Meine Schwester ist ja auch acht Jahre älter als ich. Da war es natürlich verständlich, dass sie Dinge durfte, die für mich noch verboten waren. Als kleines Kind weinte ich dann, aber mein Vater nahm mich liebevoll an die Hand und schlug vor: »Ach komm, wir überlegen uns jetzt, was wir zusammen spielen können.« So war die Traurigkeit darüber schnell wieder vergessen.

Als Eltern war es mitunter schwierig, so zu entscheiden, dass sich keines unserer Kinder ungerecht behandelt fühlte. Oft entstanden Konflikte, bei denen wir selbst nicht einschätzen konnten, was diesem jeweils vorausgegangen war. Als Nico und Jonah vor nicht allzu langer Zeit gemeinsam bei einem Freund waren, klingelte plötzliche das Telefon. Nico war am anderen Ende und forderte: »Mama, hol Jonah sofort ab. Der ärgert nur, das geht nicht.«

Ich überlegte.

»Gib mir mal den Jonah.«

Dann kam Jonah ans Telefon. Nicht weniger genervt und mit der umgekehrten Forderung: »Mama, hol den Nico bitte jetzt ab. Der ist so nervig.«

In dieser Situation war für mich nicht zu erkennen, wer von beiden angefangen hatte oder im Recht war. Also antwortete ich: »Ihr habt jetzt die Möglichkeit, das unter euch zu klären, oder ich hole euch beide ab. Ich hänge mich da jetzt nicht rein. Ich weiß nicht, wer was gemacht hat, was passiert ist.

Aber für euren Freund ist das eine ganz blöde Situation. Wenn ihr da solch einen Stress macht und er so außen vor ist, dann ist das für ihn doof.«

Das konnten sie einsehen und ich musste keinen der beiden abholen. Solche Situationen kamen und kommen im Alltag vor. Als Mutter muss ich aufpassen, mich nicht per se auf denjenigen zu stürzen, der am lautesten schreit, und ihm die gesamte Aufmerksamkeit zu schenken. Allerdings hätte ich in manchem Fall anders reagiert, hätte ich gewusst, welches Verhalten oder welche Ungerechtigkeit einer bestimmten Situation vorausgegangen war. Im Eifer des Gefechtes vergesse ich manchmal, mir beide Seiten anzuhören und mich nicht auf eine Seite zu stellen, sondern zu vermitteln und alle Meinungen gelten zu lassen. Denn die Kinder sollen ja eines Tages in der Lage sein, ihre Konflikte selbst zu lösen. Dazu ist es wichtig, jeden erst mal ernst zu nehmen und seine Meinung zu akzeptieren. Es gibt eben mehrere Wege, um ans Ziel zu kommen und der, den ich am besten finde, muss nicht automatisch der richtige sein. Das ist auch in der Pädagogik wichtig. Partizipation wird da groß geschrieben. Kinder sollen mit in Entscheidungen einbezogen werden und Meinungen sollen gehört werden.

13 GEBURTSTAG MAL DREI

Als die Kinder noch jünger waren, war es oft so, dass es zu Hause aussah wie in einem Spielzeugladen. Schon als die Drillinge noch ganz klein waren, bekamen sie vieles in dreifacher Ausfertigung geschenkt. Der Gedanke dahinter war, keines der drei Kinder außen vor zu lassen. Oft handelte es sich dabei um Kleinigkeiten, liebe Gesten der jeweiligen erwachsenen Besucher. Jeder Gast wollte beispielsweise nicht nur einem Kind eine Freude machen, sondern auch den anderen beiden Kindern. Wir selbst standen irgendwann vor dem Problem: Wohin mit all den Kleinigkeiten? Zwar hatten Christian und ich entschieden, wie viele Personen eingeladen wurden, aber es kam auch bei wenigen Gästen unglaublich viel zusammen. Zu Hause sah es zwischenzeitlich so schlimm aus, dass ich nach dem vierten Geburtstag der Drillinge erschöpft auf der Treppe saß:

»Christian, das geht so nicht. Für die nächsten Geburtstage müssen wir eine andere Lösung finden. Die Kinder haben so viel Kleinkram, hier herrscht nur noch Chaos und wir wissen gar nicht, wohin damit.«

Zwar lebten wir in einem Haus, aber die Zimmer der Kinder platzten aus allen Nähten und in den Wohnräumen wünschte ich mir zumindest eine gewisse Grundordnung, neben den obligatorischen Spielzeugen und Gebrauchsgegenständen. Andererseits war da natürlich der Gedanke, die Schenkenden nicht vor den Kopf stoßen zu wollen. An mancher Stelle wäre es sinnvoller und eine größere Unterstützung gewesen, eine gemeinsame Sache für alle drei anzuschaffen bzw. zu schenken, statt jedem Kind einzeln die gleiche kleinere Sache. Je älter die drei wurden, desto dringender mussten wir eine Regelung für die Geschenke finden. Denn mit jedem zusätzlichen Jahr kamen weitere Faktoren hinzu: Die Kinder entwickelten sich in verschiedene Richtungen, hatten verschiedene Interessen und wünschten sich unterschiedliche Dinge. Wir vereinbarten, dass sie sich von allen Schenkenden nur noch Gutscheine wünschten, die dann gerecht unter Nico, Ella und Jonah aufgeteilt wurden. So konnten sich alle jeweils genau das aussuchen, was sie sich wünschten. Gleichzeitig musste kein Schenkender sich den Kopf über das richtige Geschenk zerbrechen. Den Druck, jedem der Drillinge etwas schenken zu müssen, wollten wir Besuchern und Gästen ebenfalls nehmen. Als Eltern kommunizierten wir offen, dass jedes der Kinder einmal mehr, einmal weniger Geschenke bekommen würde. Das betraf nicht nur Geburtstage, sondern insbesondere auch Mitbringsel zwischendurch. Wer zu uns kam, um die Drillinge oder uns zu besuchen, musste nicht grundsätzlich jedem der Kinder etwas mitbringen. Das galt auch, wenn Nico, Ella oder Jonah jemanden zu ihrem Geburtstag einluden. Schließlich hatten alle drei am selben Tag Geburtstag. Christian und ich fanden jedoch, jeder verdiente seinen eigenen, individuellen persönlichen Tag. Deshalb beschlossen wir, jedem der

Drillinge diesen eigenen Tag zu widmen. Die tatsächlichen Tage variierten im Laufe der Jahre, aber grundsätzlich galt bei uns: Jedes Kind hatte seinen Tag, an dem es feierte und seine Gäste einladen durfte. Kam es tatsächlich zu größeren Überschneidungen, weil z. B. zwei der Kinder oder auch alle drei von zehn eingeladenen Gästen acht gleiche auf ihrer Liste stehen hatten, diskutieren wir, ob eine gemeinsame Feier infrage kam. In der Vergangenheit wünschten sich die drei oft eine gemeinsame Feier. In manchem Jahr entschieden sich die Jungen, gemeinsam zu feiern, wohingegen Ella andere Pläne hatte. Mir war es jedoch immer wichtig, jedem meiner drei Kinder einen eigenen Ehrentag zu ermöglichen. Zu ihrem zehnten Geburtstag buchten wir eine sportliche Aktion für den Kindergeburtstag und standen vor dem Problem, dass es Achtergruppen sein sollten. Das gestaltete sich insofern schwierig, als dass Ella viele Kontakte hatte und Nico und Jonah viele gleiche Freunde einladen wollten. Als Mutter war ich immer auch Vermittlerin. Also fragte ich meine Kinder:

»Wäre es für euch in Ordnung, wenn wir eine Mädchen- und eine Jungengruppe machen? Das würde für euch allerdings bedeuten, dass ihr Jungs jeweils nur vier Personen einladen könnt und Ella doppelt so viele.«

Wir überlegten und diskutierten. Natürlich ging es den Kindern dabei auch um die Anzahl der Geschenke.

»Dann kriegt Ella aber acht Geschenke und wir bekommen nur vier!«, protestierten Nico und Jonah. Zu diesem Geburtstag waren einmal mehr Gutscheine die Lösung. Die konnten unter den Drillingen gerecht aufgeteilt werden. Jeder bekam somit gleich viel und konnte sich sein Geschenk selbst aussuchen.

14 ERSTAUSSTATTUNG UND FEHLER, DIE WIR BESSER NICHT GEMACHT HÄTTEN

Schon während meiner Schwangerschaft beschäftigten Christian und ich uns damit, was wir für die drei Kleinen brauchen würden. Würden sie alle drei in einem Bett schlafen? In meinem Bauch hatten sie schließlich auch sehr eng beieinander geschlafen. Bestimmt brauchte jedes Kind die Nähe der jeweils anderen beiden. Andererseits sollte jedes Kind seinen eigenen Platz für sich bekommen, drei einzelne Kinderbettchen sollten es schon sein. Für die erste Zeit entschieden wir uns, die drei gemeinsam in einem Bett schlafen zu lassen, schafften aber dennoch in weiser Voraussicht drei Bettchen an, die unsere Drillinge schon bald brauchen würden.

Für die weitere Erstausstattung zogen Christian und ich fast schon naiv los und ließen uns in Babyfachmärkten dazu beraten, was wir alles brauchen würden. Wir besorgten den Kleinen Kleidung, um letztlich festzustellen, dass sie im Alltag meist mit Strampler und Windeln auskamen. Hosen, Kleider, Hemdchen, Socken und Schlafkombi? Hätten wir uns schenken können. Zwar hatten wir uns so etwas für die Sommermonate durchaus denken können, tatsächlich war es in der ersten Zeit aber auch insgesamt so, dass Body oder

Strampler genügte. Tolle und wirklich niedliche Outfits hingegen fanden die drei entweder unbequem, waren im Alltag zu umständlich an- und auszuziehen und erwiesen sich als wenig praxistauglich.

Von vielen Dingen dachten wir anfangs, wir müssten sie in dreifacher Ausfertigung haben. Ein Temperaturmessgerät für die Fläschchen der Drillinge kauften wir beispielsweise gleich drei Mal. Dabei wäre es in einfacher Ausfertigung völlig ausreichend gewesen. Zugegebenermaßen brauchten wir vieles jedoch nicht einmal in einfacher Ausfertigung. Oft haben wir uns am Anfang von verlockenden Werbeversprechen verleiten lassen oder haben uns selbst logisch nachvollziehbar erklärt, warum wir dieses oder jenes unbedingt brauchten und wie es uns den Alltag mit unseren Drillingen erleichtern würde. Nachdem wir das Geld ausgegeben hatten, stellten wir dann fest, dass das Gekaufte entweder überhaupt nicht seinen eigentlichen Zweck erfüllte, unseren Alltag verkomplizierte oder unsere Kinder es nicht annahmen. Über so manche Anschaffung schmunzelten wir im Nachhinein und hätten uns gefreut, wenn wir uns das Geld gespart hätten.

Eine wirklich gute und empfehlenswerte Anschaffung war ein Laufstall für unsere Drillinge. Wir hatten uns von Anfang an nach einem größeren Modell umgesehen und würden uns immer wieder dafür entscheiden. Den Laufstall konnten wir flexibel im Garten oder auch drinnen im Wohnzimmer aufbauen. Das hatte den Vorteil, dass unsere Kinder sich weitestgehend frei bewegen konnten, obwohl sie im Laufställchen waren. Gleichzeitig konnte ich das ein oder andere im Haushalt erledigen und der Laufstall sorgte dafür, dass die Kleinen in Sicherheit waren. Musste ich Telefonate erledigen, um z. B. einen Arzttermin zu vereinbaren, konnte ich mich dadurch wesentlich besser auf das Gespräch konzentrieren. Natürlich war ich trotzdem zu jeder Zeit mindestens mit einem Auge und Ohr bei meinen Drillingen.

Dinge, die wir definitiv in dreifacher Ausfertigung brauchten, waren Fläschchen und Maxi-Cosis. Auch Kinderwagen hatte ich drei, jedoch nicht drei gleiche, sondern einen Kinderwagen für ein Kind, einen Zwillings- und einen Drillingskinderwagen. So konnten Christian und ich variieren. Gingen wir zu zweit mit den Drillingen spazieren, schob einer von uns den Zwillingswagen und der andere den einzelnen Kinderwagen. War ich alleine unterwegs, konnte ich alle drei Kinder in einem Kinderwagen unterbringen. Wollten die Kinder später nicht mehr darin sitzen, hatten wir einen zusammenklappbaren, mit Luftbereifung leicht fahrenden Bollerwagen, indem sie fahren konnten. Der ließ sich ebenfalls wunderbar im Urlaub mit allem Möglichen, zum Beispiel Sandspielzeug für den Strand, beladen und sich leicht durch den Sand ziehen. Er hat ein Regen- und Sonnenverdeck und sogar Kufen, mit denen wir super durch den Schnee gekommen sind. Dieses Gefährt besitzen wir heute noch. So war ich auch mit drei Kindern weiterhin mobil. Unterstützend kam auch ein Lastenfahrrad hinzu, mit dem ich etwas weitere Strecken mit den Kindern zurücklegen konnte als zu Fuß. Kinderwagen,

Bollerwagen und Lastenfahrrad lassen sich gut über Klein-anzeigen-Portale oder Flohmärkte finden. Auch, wenn wir vieles neu anschaffen mussten, waren die Dinge selbst oft nicht neu, dafür noch in sehr gutem Zustand.

Mir ist bewusst, dass sich nicht alle Mehrlingsfamilien gleich drei verschiedene Kinderwagen, einen Bollerwagen, ein Lastenfahrrad oder auch ein neues Auto leisten können. Umso dankbarer bin ich, dass Christian, die Drillinge und ich so unfassbar viel Unterstützung erhalten haben.

15 MEHRLINGSKUREN

Als die Drillinge etwa fünf Jahre alt waren, interessierte mich, ob sie die Zeit als Frühgeburt aufgeholt hatten. Der Kinderarzt hatte uns zu jedem Besuch bestätigt: »Ihre Kinder sind super entwickelt.«

Nur kam es mir so vor, als hätte das nie jemand wirklich richtig untersucht. Ich sprach mit anderen Mehrlingseltern, die berichteten, sie ließen regelmäßig den Entwicklungsstand ihrer Mehrlinge prüfen. Also rief ich im sozialpädriatischen Zentrum (SPZ) an, und erkundigte mich.

»Meine Kinder sind jetzt fünf und ich wollte gerne nachfragen, ob wir eine Entwicklungsüberprüfung durchführen könnten.«

»Sehr gerne. Wann waren sie denn zuletzt für die Entwicklungsüberprüfung bei uns?«

»Noch nie.«

»Den Termin zur Überprüfung erhielten wir zeitnah. Beim sozialpädriatischen Zentrum gab es normalerweise lange Wartezeiten. Für uns war ein Termin vermutlich so schnell möglich, weil ich vor fünf Jahren dort in der Geburtsklinik entbunden hatte. Ich berichtete der dortigen Ärztin von meiner Einschätzung und wie ich meine Kinder wahrnahm. Jonah bereitete mir besondere Sorgen. Ihn sah ich bereits auf einer anderen Schulform als auf der Grundschule.

Die Ärztin führte mit Jonah einen Intelligenztest durch, sah ihn sich genau an und schüttelte den Kopf:

»Keine Sorge. Es ist alles da, was es braucht. Er muss das nur ein bisschen mehr nach außen zeigen. Sich trauen, mehr Selbstbewusstsein aufbauen.«

Bis zum Schulbeginn verordnete sie Jonah ein Jahr Frühförderung, in der er merklich aufging. In der Frühförderung hatte er eine Eins-zu-eins-Situation, die ihm einen erheblichen Entwicklungsfortschritt ermöglichte. Jonah holte schnell und eifrig auf, sodass wir ihn auf die örtliche Grundschule schicken konnten. Dennoch schlug das beschützende Mutterherz in mir. Als meine Kinder in die Schule kamen, suchte ich sicherheitshalber das Gespräch mit der neuen Klassenlehrerin:

»Wir brauchen beizeiten ein Gespräch, da Jonah in der Vergangenheit ein paar Schwierigkeiten hatte.«

Die Lehrerin sah mich freundlich an.

»Wenn es nicht etwas ganz Akutes ist, würde ich mir gern erst mein eigenes Bild machen. Lassen Sie die Kinder sich erst einmal eingewöhnen. Nach der Eingewöhnungsphase können wir dann miteinander sprechen.«

Das fand ich gut und wir verblieben so.

Trotz Jonahs guten Fortschritten und der gesunden Entwicklung meiner drei Kinder, nahmen wir alle vier Jahre Mehrlingskuren in Anspruch. Dort kamen ausschließlich Mehrlingseltern zusammen, die sich im Rahmen dieser Kur erholen können und Unterstützung bekommen. Eine Mehrlingskur findet in der Regel über drei Wochen statt. Es handelt sich dabei um eine Präventionsmaßnahme, die die Eltern bzw. Familien im Vorfeld unterstützen soll. Nicht zu verwechseln mit einer Reha-Maßnahme, die nach der durchgeführten Zeit von drei Wochen verlängert werden kann. Eine Verlängerung ist bei solch einer Mehrlingskur nicht möglich. Die Klinik, in der die letzte Kur stattfand, war eine reine Präventionsklinik, in der ausschließlich vorbeugend gearbeitet wurde. Wir fuhren dorthin, nahmen einige Anwendungen und Gesprächsangebote wahr und fuhren wieder zurück. In der vorherigen Klinik gab es neben den Präventionsmaßnahmen auch ein Reha-Angebot. Dort konnten Familien mit Mehrlingen ihre Kur bei Bedarf auch verlängern. Wir selbst haben eine solche Verlängerung jedoch nie in Anspruch genommen, die zur Verfügung gestellten drei Wochen haben uns jedes Mal sehr geholfen.

Mehrlingseltern können während dieser Zeit erzieherische Themen diskutieren oder gedanklich auftanken. Auch wir nutzten dieses Angebot regelmäßig und fuhren mit den Kindern zur Kur, als sie zwei, sechs und zehn waren. Ich habe das stets als sehr hilfreich empfunden. Wir kamen in den Austausch mit anderen Mehrlingseltern, konnten uns gegenseitig Tipps geben. Gleichwohl haben wir dort auch Familien kennengelernt, die kranke Kinder hatten, deren Kinder Beeinträchtigungen hatten und bei denen Schwangerschaft und Geburt nicht so rund abgelaufen waren, wie es bei mir bzw. uns der Fall gewesen war.

Ich selbst habe von den vielen anderen Eltern verschiedene Tipps erhalten und angenommen. Da ich eine pädagogische Ausbildung habe, wusste ich zwar schon das ein oder andere, das Wissen bei den eigenen Kindern auch wirklich anzuwenden, war aber doch etwas anderes. Besonders hilfreich fand ich die Austauschgruppe, in der wir in geschütztem Rahmen über die verschiedenen familiären Situationen sprechen konnten, die sich in einer Familie mit Mehrlingen ergaben. Wie konnten wir als Eltern in verschiedenen Situationen ruhig bleiben? Was steckte dahinter, wenn einem das bisher schwergefallen war? Auch die kleinen Tipps und Tricks für den Alltag waren wahre Gamechanger. Eine Mutter berichtete beispielsweise von tragbaren Toiletten, die sie nutzte, als ihre Kinder trocken wurden. Diese schafften Christian und ich direkt im Anschluss an das Gespräch für unsere Kinder an. Töpfchen mit Deckel, an denen sich ein Tragegriff befand. So konnte man dieses Töpfchen überall mit hinnehmen. Als unsere Drillinge langsam trocken wurden, mussten sie gefühlt alle zwei Minuten auf Toilette. Eigentlich mussten sie gar nicht, aber sie sagten, sie müssten. Kein Problem mit der tragbaren Toilette. Wir klappten sie auf und das jeweilige Kind setzte sich kurz darauf. So einfach konnte sich eine riesige Erleichterung darstellen. Als Mutter von Drillingen hatte ich in den Mehrlingskuren auch stets das Gefühl, verstanden zu werden. Nicht die einzige Mutter auf der Welt zu sein, die Mehrlinge hatte und damit zurechtkommen musste. Stattdessen waren es viele Geschichten und Erfahrungen, die die anderen Eltern teilten und in denen wir uns selbst sehr leicht wiederfanden.

An der ersten Kur nahmen wir während der Wintermonate teil. In der Klinik befanden sich zu diesem Zeitpunkt ausschließlich Mehrlingseltern, keinerlei andere Eltern oder Patienten. Es waren etwa fünfzehn andere Elternpaare und einzelne Eltern. Christian und ich hatten stets das Glück, die Kuren gemeinsam durchführen zu können. Das gilt für jede unserer bislang drei Kuren. Nico, Ella und Jonah waren unsere Begleitpersonen. Somit hatten die Kinder keine Anwendungen oder Termine nur wir Erwachsenen. Dadurch war die Kur stressfrei, denn wir mussten lediglich täglich aufs Neue entscheiden, ob wir die Kinder in die Betreuung geben oder etwas mit ihnen unternehmen wollten. Als Mehrlingseltern hatten wir den Vorteil, unsere Wünsche äußern zu dürfen. Wir baten darum, in eine bestimmte Klinik oder zu einem bestimmten Datum zur Kur fahren zu können. Dem wurde glücklicherweise auch entsprochen, sofern es möglich war. Bei der ersten Kur war es nicht möglich, den Zeitpunkt zu beeinflussen, da die Klinik das Kurangebot nur in den Wintermonaten bereitstellte. Wir selbst haben uns den Kuraufenthalt immer in Richtung Sommer erbeten. Das hatte ganz praktische Gründe. Die Kur sollte der Erholung von Eltern und Kindern dienen. Im Winter mit den vielen anderen Eltern und Kindern zusammen zu sein, begünstigte jedoch Erkältungen und andere ansteckende Krankheiten. Das wollte ich für meine Kinder, Christian und mich nicht. Denn es wäre wenig erholsam, während der Kur ständig hustende, niesende und schniefende Kinder um mich zu haben und mich selbst womöglich auch noch anzustecken. Das leuchtete ein und somit wurde unser Kurzeitraum für den zweiten und dritten Kuraufenthalt durch die Krankenkasse jeweils in den Sommer gelegt.

Die erste Kur absolvierten wir, als die Kinder gerade zwei Jahre alt waren. Um ehrlich zu sein, müsste ich das nicht noch einmal machen. Die jeweiligen Maßnahmen waren sinnvoll, aber unsere Kinder waren einfach noch zu jung. Sie waren in diesen drei Wochen oft erkältet und somit konnten wir sie an so manchen Tagen nicht in die Kinderbetreuung bringen. Auch das Wetter war nicht so, dass wir viel hätten draußen unternehmen können. Speziell in jenem Jahr war es ein furchtbar kalter Winter. Maximal zehn Minuten konnten wir uns mit den Kindern draußen aufhalten. Christian entpuppte sich wieder einmal als verständnisvoller Ehemann. »Komm, mach du die Anwendungen. Ich passe auf die Kinder auf.« Letztlich wechselten wir uns mit den Anwendungen und Maßnahmen ab. Für mich mit den Mehrlingen alleine wäre diese Kur gar nicht denkbar gewesen. Während der folgenden Kuren konnten wir alle schon mehr mitmachen. Die Kinder konnten kurzzeitig in die Betreuung, sodass Christian und ich an Anwendungen teilnehmen konnten.

Die letzte Kur unterlag aufgrund von Corona leider sehr vielen Einschränkungen, dennoch kann ich allen Mehrlingseltern eine spezielle Mehrlingskur empfehlen.

An solch eine Kur zu kommen, haben wir grundsätzlich nicht als besonders schwierig empfunden. Die Vordrucke erhielten wir auf Anruf bei unserer Krankenkasse, manche Krankenkassen bieten diese sogar auf ihrer Internetseite zum Download an. Die Vordrucke füllten wir anschließend mit unserem Arzt gemeinsam aus. Der Arzt schrieb unseren Wunschzeitraum und den Namen der Klinik mit in den Antrag und begründete unser Kuranliegen. Nur ein einziges Mal hatten wir Schwierigkeiten, die Kur genehmigt zubekommen. Christians Antrag wurde abgelehnt, was uns jedoch merkwürdig vorkam. Immerhin leistete Christian ebenso viel Erziehungsarbeit mit unseren Drillingen, wie ich es tat. Noch dazu hatte jeder von uns, die Kinder eingenommen, die Kurmaßnahme nötig. Unbestritten war es für mich allein außerdem wesentlich aufwendiger, mit den drei Kindern die Kur allein zu bestreiten, als mit meinem Mann gemeinsam anzureisen. Wir überlegten gemeinsam, was wir tun konnten, und entschieden uns dazu, Widerspruch einzulegen. Im Namen meines Mannes verfasste ich einen Brief an die Krankenkasse. In diesem führte ich auf, was Christian neben seinen beruflichen Verpflichtungen leistete. Ich hinterfragte, wieso der Antrag meines Mannes abgelehnt wurde, ich jedoch sofort eine Zusage erhielt. Dies war für uns nicht nachvollziehbar. Die aufgeführten Argumente schienen auch der Krankenkasse einzuleuchten und wir erhielten kurz darauf die Genehmigung, dass auch er an der Kurmaßnahme teilnehmen durfte. Ich war erleichtert. Denn keines der Argumente war frei erfunden, jedes hatte Hand und Fuß. Ich hatte Respekt vor den Elternteilen, die ohne Partner mit ihren Mehrlingen zur Mehrlingskur anreisten.

Um das Wohl unserer Kinder mussten wir uns in den späteren Kuren keine Sorgen machen. Mussten wir während der ersten Kur die Betreuung unserer Drillinge aufgrund von Krankheit noch selbst organisieren, hatten die drei in den folgenden Kuren ein tolles Programm. Sie konnten schwimmen und in der Kinderbetreuung wurde das Augenmerk darauf gelegt, dass wir als Eltern auch etwas Zeit für uns hatten. Wir gaben die Kinder zum Beispiel auch einmal abends in die Betreuung, um zu zweit als Eltern in Ruhe Abend essen zu können. Ebenso gab es einen Babysitter-Service. Dort konnten Eltern, die dies wünschten, über Tag das Babyfon abgeben, um zum Beispiel einen Spaziergang auf dem Gelände zu machen. Während wir Eltern Anwendungen und Gesprächsangebote wahrnahmen, gingen die Betreuer mit den Kindern zum Strand, spielten dort mit ihnen und boten verschiedene Aktivitäten vor Ort an. Wir hatten im Vorfeld unsere Einwilligung gegeben, dass die Betreuer Fotos von den Kindern machen durften. Am Ende der Kur gaben sie den Kindern eine Erinnerungsmappe mit, die Gebasteltes und auch viele Fotos der Aktivitäten enthielt. Nico, Ella und Jonah fühlten sich in der Betreuung gut aufgehoben und Christian und ich durften uns massieren lassen, konnten Sport treiben und hatten vor allem ein großes Maß an psychologischer Betreuung und Gesprächskreise mit den anderen Mehrlingseltern. Das zeichnete für mich einen guten Kurdurchgang und den Kurerfolg aus. Mit anderen Mehrlingseltern in Kontakt zu kommen und, sofern das alle Seiten wollen, auch in Kontakt zu bleiben. In Erinnerung blieben Christian und ich einem anderen Elternpaar garantiert. Wir waren in der Kurklinik und gerade auf der Treppe auf dem Weg zum Mittagessen. Uns kam ein Vater mit Zwillingen entgegen und Christian wollte ein klein wenig angeben.

»Ach guck mal, wir haben noch eins mehr.«

Der andere Vater grinste und erwiderte:

»Wir haben noch zwei mehr.«

Schon tauchte hinter ihm die Mutter auf, mit noch einem Paar Zwillingen auf dem Arm. Christian lachte. Es war ihm sichtlich ein kleines bisschen unangenehm. Aber das andere Elternpaar nahm die Situation mit Humor.

Ein anderes Mal waren wir mit den Kindern im Spielzimmer, als ein Mann den Raum betrat. Sein erstes Kind muss etwa dreieinhalb Jahre alt gewesen sein. Hinter ihm stolperten drei Zweijährige in den Raum, allesamt Jungen.

Sie wollten eigentlich nur ein zweites Kind und dann kamen direkt Nummer zwei, drei und vier.«

Er hatte mit seiner Frau Drillinge bekommen, als sie eigentlich nur ein zweites Kind bekommen wollten. Christian und ich sahen uns an, und konnten die Situation ein Stück weit nachempfinden. Denn wir wussten ja zumindest wie das Leben mit Drillingen ist.

Die letzte Kur war besonders toll und ich fand es schade, dass die Möglichkeit einer Kur nur bestand, bis die Kinder zwölf waren. Jetzt kamen sie gerade in das Alter, in dem man sie auch schon einmal für einen kurzen Zeitraum alleine auf dem Zimmer lassen konnte. Auch einmal alleine etwas unternehmen zu können, ohne sich jedes Mal um die Betreuung kümmern zu müssen, war nun wesentlich einfacher.

Je älter die Kinder wurden, desto mehr Umstände von außen gab es zu berücksichtigen. Hatten wir uns gerade Christians Teilnahme erkämpft, forderte nun die Schule einige Pflichten ein. Die Lehrer gaben uns für die drei Wochen, in denen die Kinder aufgrund des Kurbesuchs nicht in der Schule sein würden, Unterrichtsmaterial mit, das Christian und ich mit den Kindern durcharbeiten sollten.

Als die Kinder mir die Arbeitsblätter und Aufgaben zeigten, schüttelte ich den Kopf. Wenn das so weiterginge, wären wir alle während der Kur total gestresst. Bei allen schönen Dingen, die eine Kur mit sich brachte, waren die Zimmer so klein, dass sie kaum der Rede wert waren. Meine Kinder in diesem kleinen Zimmer für fünf Personen dazu zu bringen, täglich konzentriert Aufgaben zu bearbeiten, würde kaum funktionieren. Da diese Forderung offensichtlich konträr zum Sinn der Kur war, schrieb unser Arzt einen Brief an die Lehrer meiner Kinder. Er bat darin um Verständnis, dass es den Kurerfolg beeinträchtigte, wenn eine Mutter mit drei Kindern dort Unterricht durchführen sollte. Im Normalfall hätte es in der Klinik auch eine Kurschule gegeben. Aufgrund von

Corona war diese jedoch geschlossen. Auch diesmal zeigte sich, dass sich das Kämpfen lohnte, und wir wurden für die Zeit der Kur vom Unterricht befreit.

Die Kur hat uns einmal mehr bestärkt und motiviert. Auch, wenn die Kurschule geschlossen war, konnten die Kinder einigen Aktivitäten nachgehen, die zu Hause zur Zeit der Pandemie nicht möglich waren. Zu dieser Zeit war gerade der erste richtig strenge Lockdown verordnet worden, mit Ausgangssperre und Schließungen von Schulen, öffentlichen Angeboten und Geschäften. Die Kinder durften plötzlich gar nichts mehr. Die dreiwöchige Mehrlingskur war unsere Rettung. Wir waren in einer Klinik, wunderschön direkt am Wasser gelegen. Den Geburtstag der Drillinge feierten wir direkt am Strand. Auch das Hallenbad wurde an jedem Tag einer anderen Familie zugeteilt. Als wir an der Reihe waren, jubelten die Kinder vor Freude. Das waren genau die Aktivitäten, die den Kindern neue Energie gaben. Ihre Highlights. Natürlich war es trotzdem anstrengend. Aber ich bin dankbar und froh, dass meine drei Kinder so fit, aktiv und vor allem gesund sind. Denn das war nie selbstverständlich und das weiß ich bis heute zu schätzen.

Mit unseren Kindern würde ich gerne eine vierte Kur machen dürfen. Auch diesen Antrag unterstützte unser Arzt. Bei manchen Krankenkassen können Mehrlingseltern versuchen, alle zwei Jahre eine Kur zu beantragen, bei unserer Krankenkasse konnten wir es leider nur alle vier Jahre versuchen. Wir hoffen auf einen positiven Bescheid, da der Arzt uns immerhin unterstützte und eine weitere Kur ebenfalls als sinnvoll erachtet. Ich empfehle allen Eltern, eine Kur in Anspruch zu nehmen. Eltern mit mehreren Kindern, aber auch Eltern mit nur einem Kind, die sich schnell oder dauerhaft überlastet fühlen oder auch überlastet sind und sich erholen möchten, um die Akkus wieder aufzuladen. Lasst euch nicht von der Komplexität der Unterlagen abschrecken, sondern füllt sie aus. Schritt für Schritt.

16 EIN NEUES HAUS

Das Glück war leider nicht auf unserer Seite, als wir uns bei der Stadt um eines der wenigen freigegebenen Baugrundstücke bewarben. Mit drei Kindern brauchten wir dringend mehr Platz. Erst recht, als die Kleinen heranwuchsen. Sie würden beizeiten ihre eigenen Zimmer und mehr Platz benötigen. Jeder sollte einen Rückzugsort für sich haben.

Das war in unserem aktuellen Haus nur bedingt möglich. Auch mit den drei Kindern direkt vor der Haustür parken zu können, wurde relevant, wenn ich alleine mit den Kindern Termine wahrnehmen musste. Regnete es dann zusätzlich, war es besonders heiß oder hatte ich auch noch Einkäufe zu tragen, machte es die Sache für mich besonders unangenehm. Jeder neue Tag bedeutete einen weiteren Kraftakt, denn die Kinder wuchsen und wurden schwerer. Außerdem sollten die Kinder einen großen Garten haben, in dem sie toben konnten, wenn sie alt genug dafür waren.

Bis wir 38 Jahre alt waren, lebten wir zwei Straßen weiter als heute. Wir wohnten in einer Doppelhaushälfte mit circa einhundertdreißig Quadratmetern. Leider hatte unser Haus keinen Keller und wir konnten auch nicht mit dem Auto an das Haus heranfahren. Für jedes Kind ein eigenes Zimmer? Daran war gar nicht zu denken. Um etwas Platz zu schaffen, bauten wir zunächst den Spitzboden um, um dort ein Schlafzimmer für uns einzurichten. So hatten die Drillinge mehr Platz für sich in der mittleren Etage. So hatte doch jeder ein winziges, aber ein eigenes Zimmer. Wir merkten allerdings sehr schnell, dass es im Sommer viel zu warm war, um sich auf dem Spitzboden aufzuhalten. Selbst nachts kühlte es kaum ab und aufgrund der drei Kinder bekamen wir sowieso kaum ausreichend Schlaf. Die Dachschräge war für Christian noch dazu aufgrund seiner Körpergröße eine Einschränkung. Wir handhabten es so, dass wir die Kinder nicht mit in unser Bett nahmen. Was auch durch die heißen Temperaturen unmöglich war, sie überhaupt mit ins Elternschlafzimmer zu nehmen. Ausnahmen gab es natürlich, z. B. wenn eines der Kinder sehr krank war. Grundsätzlich wollten wir jedoch unseren persönlichen Freiraum behalten und wollten auch unseren Drillingen einen gewissen mentalen Freiraum ohne Abhängigkeit von uns Eltern ermöglichen. Bis sie etwa drei Monate alt waren, hatten wir sie alle drei gemeinsam in einem Bett schlafen lassen. Nach und nach entwickelte es sich so, dass der Erste, der wach war, die jeweils anderen beiden weckte. Nach Rücksprache mit dem Kinderarzt entschieden wir, die Kinder in getrennten Betten und später, im Kindergartenalter, auch in getrennten Zimmern unterzubringen. Die Türen ließen wir allerdings stets offen, damit sich die drei zu jedem Zeitpunkt hören konnten und jeder wusste: Die anderen beiden sind ganz in der Nähe. In der Zeit, in der die Kinder noch gemeinsam in einem Zimmer schliefen, befand sich hier auch noch ein Bett für einen Erwachsenen. So konnten Christian oder ich dort schlafen, wenn es einem der Kinder nicht gut ging. Wir teilten die Zimmer vorerst in ein Schlafzimmer und zwei Spielzimmer auf, bevor jedes Kind sein eigenes Zimmer bekam.

Die eigenen Zimmer und eigenen Betten nahmen Nico, Ella und Jonah sofort gut an. Durch die offenen Türen fühlten sie sich mit den anderen verbunden. Jedes Kind konnte so lange schlafen, wie es das für sich brauchte, ohne vom Geschwisterkind geweckt zu werden. Genauso hatten wir es uns gedacht. Dennoch war es auf lange Sicht nicht die perfekte Lösung, denn im Haus wurde es gefühlt immer enger. Auch die Wäsche nahm langsam überhand. Der Hauswirtschaftsraum war allerdings so klein, dass wir mit unseren Mengen an Wäsche dort gar nicht arbeiten konnten.

In uns reifte der Entschluss, neu zu bauen. Mit Keller, durchgeplanten eigenen Zimmern für die Drillinge, sodass wir mehr Platz haben würden. Im Jahr 2015, als die Kinder vier waren, war es dann so weit.

Auch in dieser Zeit hatten wir viel Unterstützung. Mein Vater war nahezu täglich auf der Baustelle und kümmerte sich um alle Fragen, die auf die Schnelle beantwortet werden mussten, während Christian und ich arbeiteten oder uns um unsere Kinder kümmerten.

Inzwischen genießen es alle drei Kinder, ein Zimmer für sich zu haben, ihr eigenes Spielzeug zu besitzen. Ella schließt mittlerweile häufiger die Tür, liest oder befasst sich mit den sozialen Medien auf ihrem Smartphone. Die Jungen halten sich vor allem im Wohnzimmer auf, sodass ich sie manchmal liebevoll in ihre Zimmer schicke, um einen Moment durchatmen zu können. Das neue Haus ist genau nach unseren Vorstellungen gebaut. Wir haben in der oberen Etage noch ein weiteres Zimmer, was die Kinder irgendwann später mal als gemeinsame Küche nutzen können. Außerdem haben wir einen riesigen Spielkeller indem die Kinder toben und ihrer Fantasie freien Lauf lassen können. Hier können sie auch ihrem Bewegungsdrang nachgehen, indem sie auf einem kleinen Trampolin hüpfen können, oder auf den herumliegenden Matratzen toben dürfen. Angrenzend gibt es auch eine Toilette an dem Spielkeller. Außerdem können wir zum Ausladen, zum Beispiel vom Einkauf, direkt mit dem Auto an unser Haus heranfahren und im Garten stehen eine Schaukel, ein Trampolin und ein Spielehäuschen bereit.

17 KLEINE UNFÄLLE, GROSSE SORGEN

Im Nachhinein fragen wir beide uns oft: Wie haben wir das hinbekommen? Für unsere Drillinge blieb uns erst recht nichts anderes übrig. Eine Zeit lang waren wir nur noch Eltern, haben nur noch funktioniert, damit die Kinder gut versorgt waren. Ich erinnere mich daran, dass wir auch lange, nachdem die Kinder geboren waren, uns nicht mal trauten, zu besonderen Anlässen ein Glas Wein zu trinken. Wir waren der Ansicht: Wenn plötzlich etwas mit den Kindern sein sollte, mussten wir in der Lage sein, Auto zu fahren. Und tatsächlich gab es häufiger Situationen, in denen diese von uns aufgestellte Regel die richtige Entscheidung war.

Eines Abends hatte Nico richtig hohes Fieber, es wollte einfach nicht sinken, trotz Fiebersaft. Ich war mit den Kindern allein zu Hause und wusste mir in meiner Sorge nicht mehr anders zu helfen, als den Notruf zu wählen. Ich schilderte den Zustand und das Alter meines Kindes, außerdem bereits verabreichte Medikamente. Mit diesen Informationen konnten die Helfer am anderen Ende der Leitung mich durch die Notsituation führen. Sie erklärten mir genau, welches Medikament ich jetzt parallel verabreichen darf, und ermutigten mich, wenn sich nichts ändert, bitte noch mal anzurufen oder vorbeizukommen. In einer anderen Situation hatte Nico eines Nachts Krupp-Husten und die Wirkung des Notfallmedikaments wollte einfach nicht einsetzen. Auch in dieser Situation rief ich die 112 an: »Hallo, ich mache mir große Sorgen um meinen Sohn, ich sitze hier mit Drillingen und das Notfallmedikament wirkt einfach nicht.«

»Keine Panik, wir kommen.«

Keine Panik, das sagten sie so leicht. Ich hatte furchtbare Angst um meinen Sohn. Als die Sanitäter jedoch eintrafen, begann Nicos Medikament gerade zu wirken und mein Sohn spielte quietschvergnügt. Das war mir schon sehr unangenehm. Es tat mir wahnsinnig leid, denn aus meiner Sicht hatte ich den Notruf dieses Mal umsonst gewählt. Ich entschuldigte mich bei den Sanitätern.

»Das macht nichts. Wir geben ihm noch etwas zum Inhalieren, sicher ist sicher. Wir haben hier ja ganz andere Möglichkeiten.« Das beruhigte mich sehr und bestärkte mich in meinem Handeln.

Eines anderen Tages litt Ella unter einer nicht erkannten Nierenbeckenentzündung. Auf einmal bewegte sie sich kaum mehr und saß nur noch wie ein Häufchen Elend auf dem Schoß meiner Mutter.

»Irgendetwas stimmt hier nicht«, mein Mutterinstinkt setzte ein.

Abends spät fuhren wir mit Ella ins Krankenhaus, wurden jedoch wieder nach Hause geschickt. Am nächsten Tag ging ich mit Ella zum Kinderarzt. Der zeigte sich entsetzt darüber, dass wir weggeschickt worden waren, und überwies Ella ins Krankenhaus. Hier wurde sie stationär aufgenommen und behandelt. Nach zwei Tagen ging es ihr aufgrund der Medikamente schon viel besser und wir durften sie wieder mit nach Hause nehmen.

Eines Abends sollten sich die Kinder noch vorm Essen ihre Hände waschen, als Ella auf dem Weg ins Bad stolperte und im Sturz mit ihrem Gesicht gegen den Türrahmen prallte.

Ellas Nase schwoll zwar an, sodass wir sie ständig kühlten, aber ansonsten schien es ihr gut zu gehen. Nachts weckte ich Ella vorsichtshalber regelmäßig, um zu prüfen, ob weiterhin alles in Ordnung war. Trotzdem fuhr Christian morgens mit Ella zur Hals-Nasen-Ohren-Ärztin, wir machten uns Sorgen um Ella, da die Nase immer noch sehr geschwollen war und die Schwellung sich partout nicht bessern wollte. Die Ärztin schickte uns mit einem Verdacht auf einen Nasenbruch sofort ins Krankenhaus. Im Krankenhaus stellten die Ärzte uns vor die Entscheidung, Ellas Nase sofort zu richten oder zu warten und die Nase dann operativ zu richten, wenn sie die Verletzung zu einem späteren Zeitpunkt negativ beeinträchtigen würde. Mit einer schiefen Nase durch die Pubertät zu gehen, wollte ich meiner Tochter allerdings nicht zumuten. Wir entschieden uns daher zu einem sofortigen Eingriff.

Die Ärzte richteten Ellas Nase in einem kleinen Eingriff und wir überstanden dieses unfreiwillige Abenteuer. Trotzdem dachte ich mir wieder einmal: Gut, dass wir mit ihr doch noch zum Arzt und dann ins Krankenhaus gefahren sind. Denn wir sind eben keine Ärzte und können nicht in den Kopf schauen.

So konnte Ella aber doch noch schnell geholfen werden. Besser einmal zu viel fahren als einmal zu wenig.

Der darauffolgende Unfall passierte Nico. Aufgeregt kam er vom Fußballtraining nach Hause und berichtete: »Mir ist jemand ins Gesicht gesprungen, als er den Ball schießen wollte!«

Sofort eilte ich zur Gefriertruhe und holte etwas zum Kühlen.

»Nee, brauchen wir nicht kühlen«, wehrte Nico ab.

»Na gut«, dachte ich mir und ließ ihn gewähren.

Den Tag über hatte er keine Beschwerden und ich hatte das Thema gedanklich schon abgehakt, als bei Nico abends plötzlich ohne weiteres Zutun Nasenbluten einsetzte. Es lief unaufhörlich und ich bat Christian, mit Nico in die Klinik zu fahren und das untersuchen zu lassen. Letztlich handelte es sich um eine Prellung im Gesicht. Die Ärztin bestätigte unsere Entscheidung, Nico im Krankenhaus vorzustellen, nur so konnte sie einen Bruch ausschließen.

»Man erkennt einen Bruch von außen nicht immer gleich. Wenn eine solche Gewalteinwirkung stattgefunden hat, ist es besser, wenn man sicherheitshalber einen Arzt darauf schauen lässt.«

Nico hatte Glück und es musste nichts weiter behandelt werden.

Als Mutter war ich schon immer ängstlich. So lange hatte ich gehofft, Mutter sein zu können. Jetzt, wo es endlich so weit war, wollte ich meine drei Kinder um alles in der Welt beschützen. Ich malte mir sofort die schlimmsten nur denkbaren Szenarien aus. Das verstärkte sich, als die Kinder begannen, flügge zu werden und alleine zur Schule zu gehen. Daher brachten Christian und ich sie in den ersten Wochen noch zur Grundschule, die nur fünf Gehminuten von unserem Haus entfernt lag. Anfangs sah ich ihnen hinterher und je häufiger sie diese Wege alleine gingen, desto eher wurde die Situation »normal« für mich. Als Mutter musste ich lernen, diese Ängste zu reflektieren und so gut es ging beiseitezuschieben. Denn natürlich wollte ich vermeiden, dass sich meine Kinder nicht richtig würden entwickeln können, nur weil ich übertriebene Ängste verspürte. Außerdem vertraute ich meinen Kindern und tief in meinem Inneren wusste ich, dass sie diese und auch andere Situationen mit Bravour meistern würden.

Mittlerweile kann ich besser mit meinen Ängsten umgehen. Ich führe mir immer wieder vor Augen, dass die Wahrscheinlichkeit, dass etwas passiert, verhältnismäßig gering ist. Nico, Ella und Jonah waren meistens zu mehreren unterwegs und mir war wichtig, dass sie abends nicht alleine durch das Dorf marschierten. Jonah fährt mittlerweile öfter alleine zu seinem Freund. Für mich handelt es sich dabei um meinen eigenen Entwicklungsprozess, in dem ich lerne, meine Kinder altersentsprechend »ziehen« zu lassen, und dass sie in bestimmten Situationen wie im Straßenverkehr angemessenes Verhalten üben dürfen. In allen Situationen habe ich meinen

Kindern großes Vertrauen entgegengebracht und wurde nie enttäuscht.

Heute, sie gehen in die fünfte Klasse, fahren sie alleine zur Schule. Da kann ich auch nicht sagen: »Das geht nicht.«

Zwar könnte ich sie jeden Tag zur Gesamtschule bringen, aber das würde ihre Selbstständigkeit einschränken und ihre Entwicklung hemmen. Auf dem Schulhof waren sie schließlich auch auf sich gestellt. Trotzdem bespreche ich regelmäßig mögliche Gefahren mit ihnen und halte das nach wie vor für wichtig. Es liegt mir fern, meinen Kindern unnötig Angst zu machen, aber sie sollten wissen, wo und wie sie sich in bestimmten Situationen zum Beispiel Hilfe holen können oder wie sie gewisse Gefahren direkt umgehen können. Wir gingen deshalb auch verschiedene Szenarien durch und besprachen, was zu tun ist, wenn jemand zum Beispiel die Kinder anspricht und ihnen Süßigkeiten anbietet oder sie auffordert mitzukommen. Zu diesem Thema schauten wir uns passende Bilderbücher an, und kamen darüber ins Gespräch. Diese Methode war kindgerecht und wurde von den Kindern gut angenommen, ohne dass sie dadurch Angst bekommen hätten. Das war uns als Eltern immer extrem wichtig, so konnten sie sich weiter unbeschwert entwickeln. Denn das Wichtigste ist, dass meine Kinder unversehrt bleiben. Alles andere ist ersetzbar. Ich glaube, es ist mehr Wert, offen mit den Kindern über mögliche Szenarien zu sprechen, als diese Gefahren zu verschweigen. Es ist mein Wunsch, dass sie eigenständig werden. Sie sollen alleine zum Bolzplatz dürfen, sie sollen alleine an einer Ferienfreizeit teilnehmen, wenn sie das wollen. Doch auch dabei dreht sich in meinem Kopf das Gedankenkarussell.

»Wenn in den zwei Wochen Sommercamp etwas passiert, dann habe ich ihnen das erlaubt und werfe mir das ewig vor.«

Meine Mutter fing meine Ängste jedoch ab: »Davon darfst du nicht ausgehen. Es kann immer etwas passieren. Das kann auch auf dem Schulweg sein. Es ist Blödsinn, so zu denken. Gewöhn dir das ab, die Risiken des Lebens gibt es leider nun mal.«

Recht hatte sie natürlich, trotzdem gelang es mir nicht immer vollständig.

Als die drei das erste Mal an einem gemeinsamen Wochenende mit dem Schwimmverein teilnahmen, stiegen meine Sorgen ins schier Endlose. Damals waren sie gerade sechs Jahre alt. Aber meine Kinder wollten unbedingt teilnehmen. Sie brachten den Flyer mit nach Hause und sagten: »Mama, da fahren wir mit!«

Sie schienen wild entschlossen. Ich hingegen zögerte und entschied mich, erst einmal den Betreuer des Schwimmkurses anzurufen.

»Die drei sind doch erst sechs Jahre alt. Können sie da überhaupt mit?«

In mir spürte ich die heimliche Hoffnung, dass mir der freundliche Herr am anderen Ende der Leitung sein Bedauern darüber aussprechen würde, dass meine Kinder leider aufgrund ihres Alters noch nicht würden teilnehmen können.

»Es sind mehrere Kinder dabei, die noch recht jung sind. Wir Betreuer passen gut auf ihre Kinder auf. Es gibt keine offenen Gewässer in der Nähe, wir gehen nicht schwimmen oder Sonstiges. Darauf können Sie sich verlassen. Wir sind darauf eingestellt, dass die Kinder sehr jung sind. Ich lasse ihnen auch gerne meine Handynummer und die Adresse da.«

Nach diesem Telefonat hörte ich noch einmal tief in mich hinein. Es konnte doch nicht sein, dass ich ihnen verbot, an diesem Ausflug mit ihren Freunden aus dem Schwimmverein teilzunehmen, weil ich mir selbst wieder einmal zu viele Sorgen machte. Zumal ich selbst während meiner Kindheit oft in ein Ferienzeltlager gefahren war. Jedes Jahr bin ich im Feriencamp gewesen, habe gezeltet und neue Freunde kennengelernt. Als Kind habe ich mich damals gut aufgehoben gefühlt. Wieso sollten meine Kinder an diesem Wochenende nicht genauso gut aufgehoben sein? Selbst meine Mutter hatte in ihrer Kindheit schon Ferienfahrten mitgemacht. Ich selbst fuhr das erste Mal alleine auf eine Ferienfahrt, als ich elf war. Für mich ging es damals für drei Wochen nach Italien. Nun waren meine Kinder gerade erst sechs. Insgesamt überwogen die positiven Erinnerungen an meine eigenen Erfahrungen und der Zuspruch des Betreuers, mit dem ich telefoniert hatte. Gewiss würden die Kinder Heimweh spüren, so wie ich es zwischendurch als Kind gespürt hatte. Das redete ich mir jedenfalls ein. Die Selbstständigkeit, die sie durch eine solche Fahrt erfahren würden, sprach ebenfalls für ihre Teilnahme. Nach langem Ringen mit mir selbst, brachen diese drei kleinen Kinder mit riesigen Rucksäcken auf dem Rücken auf. Christian und ich brachten sie zur Bushaltestelle, die als Treffpunkt für alle vereinbart worden war. Um meine Angst und Traurigkeit zu überspielen, drehte ich auf: »Hey, ihr dürft jetzt endlich losfahren! Super!! Viel Spaß!!«

Kaum hatten wir uns verabschiedet, war das Wochenende gefühlt auch schon wieder um, und mein Mann und ich holten die Kinder von der Busstation ab, an der wir sie vor zwei Tagen in den Bus gesetzt hatten. Mein Eindruck war, dass Jonah exakt so wiederkam, wie er in den Bus eingestiegen war: Er trug die gleiche Hose und das gleiche Shirt. Hoffentlich hatte er wenigstens seine Unterwäsche gewechselt, dachte ich. Zu Hause angekommen, sprach ich meine Gedanken aus: »Habt ihr überhaupt etwas aus eurer Tasche angezogen?«

Jonahs gesamter Rucksack sah von innen nahezu unberührt aus. Nicos Rucksack hingegen war prall gefüllt mit Fanta-Dosen. Die Kinder hatten Taschengeld mitbekommen, das sie ausgeben durften, für was sie wollten.

»Wir haben uns Fanta gekauft«, zuckten die drei mit den Schultern, als wäre es das Normalste der Welt, einen ganzen Rucksack voller Fanta-Dosen aus einem Wochenende mit dem Schwimmverein mit nach Hause zu bringen. Letztlich freute ich mich einfach nur, dass ich meine Kinder heil zurückbekommen hatte, dass es ihnen so gut gefallen hatte und dass sie anscheinend rundum zufrieden waren.

Fünf Jahre später wollten sie an einer zweiwöchigen Freizeit teilnehmen. Ein Feriencamp, bei dem sie in großen Zelten mit anderen Kindern und einigen Betreuern im Wald übernachten würden. Zwei Wochen? Mein Mutterherz geriet in die übliche Panik. Konnte ich meine drei Kinder schon so lange alleine von zu Hause weglassen? Würde es ihnen dort überhaupt gefallen oder nahmen sie sich da nicht doch etwas zu viel vor? Bei all diesen Gedanken kam mir eine schlaue Idee. Ich wusste von einem Vater-Kind-Camp, das vorab durchgeführt werden sollte. Von diesem erzählte ich Christian.

»Du könntest doch mit den Kindern dort teilnehmen. Dann könnt ihr gemeinsam schauen, wie die Zelte sind und wie der Ablauf sein wird.«

Gesagt, getan. Zu meiner Erleichterung lief alles hervorragend und wir meldeten die Kinder zum Zeltlager an. Auch in diesem Fall gab es wieder einen guten Betreuungsschlüssel, was mich beruhigte. Dennoch prägte ich meiner Tochter ein:

»Ella, wenn mal ein Notfall sein sollte: Die Betreuer haben dort ein Telefon. Geh hin, frag. Sag, dass du dringend telefonieren musst und ich hole dich bzw. euch da umgehend wieder ab.«

Aber Ella winkte ab.

»Ach, Mama. Ich schaff das schon. Das ist doch kein Problem.«

Na gut, dachte ich mir. Sie sollten daran teilnehmen und konnten das im Grunde auch. Denn ich hatte den Grundsatz verinnerlicht: *Je mehr sich die Kinder von dir entfernen, desto besser ist die Bindung, denn desto mehr wissen sie um die Sicherheit.* Auch wenn es sich als Mutter nicht immer so anfühlte. Das galt natürlich auch für mich. Am liebsten hatte ich meine Kinder nah um mich herum. Wollten meine Kinder ohne mit der Wimper zu zucken hierhin und dorthin, hier übernachten und dort teilnehmen, dann fühlte sich das in solch einem Moment nicht nach starker Bindung an, sondern mehr nach: *Ich bin meinen Kindern egal, es stört sie gar nicht, wenn ich nicht in der Nähe bin.* Tatsächlich ist aber das genaue Gegenteil der Fall. Kinder, die sich trauen, woanders zu übernachten, sind stark. Kinder, die sich trauen, auch einmal eine Zeit woanders als zu Hause zu verbringen, haben Urvertrauen, sie wissen, dass ihnen nichts passieren wird bzw. dass ihre Eltern ihnen immer zur Hilfe eilen werden oder eben auch, dass die Eltern noch da sind, wenn die Kinder zurückkommen. Das erleben nicht alle Kinder so, und auch nicht alle Eltern. Die starke Bindung zeigte sich meiner Meinung nach gerade darin, dass die Kinder sich etwas trauten, mit dem Wissen, wo sich ihr sicherer Hafen befand. So gesehen gewöhnte ich mich immer mehr an den Gedanken, meine drei Kinder fortan häufiger ziehen zu lassen. Auch Christian war der Meinung, unsere Kinder sollten sich ausleben, Spaß haben und sich ausprobieren und befürwortete das Sommercamp. Grundsätzlich galt bei uns: Unsere Kinder sollten so viel wie möglich ausprobieren. Solange sie an einer Sache Spaß hatten, sollten sie sie verfolgen, und hatten sie keinen Spaß mehr daran, ergründeten wir erst gemeinsam, wieso das so war. Anschließend konnten sie aufhören oder wir lösten das Problem, sofern eines bestand und nicht einfach nur das Interesse nachgelassen hatte.

Die Geburt der Drillinge hatte dazu geführt, dass ich mich einer Vielzahl an Ängsten und Sorgen stellen musste. Dennoch wollte ich eine Mutter sein, die ihren Kindern zeigt, was alles möglich ist. Aufgrund meiner Ängste und Sorgen in bestimmten Situationen war Christian dann derjenige, der die Kinder oft in letzter Instanz begleitete. Ins Freibad oder auch in den Freizeitpark kam ich zwar mit, musste mich aber nicht mit ihnen in eine Achterbahn setzen. Andererseits wollte ich meinen Kindern diese Erfahrungen nicht verwehren. So war es beispielsweise, als wir das erste Mal in den Urlaub flogen. Mit Christian allein wäre ich wohl eher nicht auf den Gedanken gekommen, in ein Flugzeug zu steigen. Stattdessen vermittelte ich jetzt meinen Kindern: Ein Flugzeug ist auch ein Verkehrsmittel, das man nutzen kann, und los geht's. Ein anderes Mal fuhren wir mit einer Gondel auf einen Berg, um uns anzusehen, was es oben Spannendes gab. Dass mir während der Gondelfahrt mulmig war, wussten die Kinder. Trotzdem kauften wir die Tickets, stiegen ein und fuhren den Berg hinauf.

Meine Kinder durften sehen und wissen, dass ich Angst hatte. Und sie durften sehen, welche Lösungen es dafür gab. Je nach Anlass überwand ich mich oder eben nicht. In jeder Situation jedoch stand ich zu meinen Gefühlen und lebte meinen Kindern vor, dass sie auch Angst haben dürfen und Nein sagen dürfen. Deswegen wurden sie weder ausgelacht noch ausgeschlossen. Wer vor der einen Sache Angst hat, ist bei einer anderen dafür mutiger. Das war mir schon immer wichtig zu kommunizieren. Etwas gar nicht zu tun oder den Kindern etwas zu verbieten, nur weil ich mich selbst davor fürchtete, war für mich niemals eine Option. Ich wünsche mir für meine Kinder, dass sie ihre Gefühle kennen, sie ernst nehmen und auf ihr Bauchgefühl hören. Gleichzeitig auch die Gefühle der anderen Menschen wahrnehmen und darauf Rücksicht nehmen. Denn Menschen sind unterschiedlich.

In manch ruhigem Moment denke ich, ich bin die einzige Mutter, die ein Problem damit hat, ihre Kinder loszulassen. Zuzusehen, wie sie mutig Dinge ausprobieren, die ich mich selbst nicht traue. Dann wieder gibt es Momente, in denen frage ich mich, ob ich mir dieses Problem nur einbilde. Vielleicht übertreibe ich es auch, in die eine wie in die andere Richtung.

Aber ich liebe meine Kinder über alles und möchte, dass sie die Welt verstehen lernen und sich in ihr zurechtfinden. Dazu brauchen sie – neben einem sicheren Hafen, den wir als Eltern ihnen bieten – so viele positive Erfahrungen wie möglich. Ich bin mir sicher, alle Eltern suchen nach dem goldenen Mittelweg und sind, alle auf ihre Weise, damit glücklich und zufrieden.

Zum Abschluss fasse ich die wichtigsten Tipps für werdende Mehrlingseltern noch einmal zusammen.

1.   Bringe Struktur in den Alltag und erhalte sie

Jeder Tag mit Mehrlingen ist gleich und trotzdem anders. Durch eine vorgegebene Struktur sind die Kinder ausgeglichen, weil sie wissen oder zumindest erahnen, was als Nächstes kommt. Sie entwickeln ein Gespür dafür, wann es Zeit ist, sich auszuruhen, wann sie Mahlzeiten bekommen und wann sie umgezogen werden. Diese Struktur bedeutet nicht, dass du davon nicht abweichen darfst. Natürlich kannst und sollst du dein Kind außer der Reihe füttern, wickeln und umziehen, wenn es dir zeigt, dass es genau das gerade braucht. Die Struktur ist dennoch ein Rahmen, den du deinen Kindern angewöhnen solltest. Unsere Struktur sah nach Möglichkeit wie folgt aus:

1.   Aufstehen
2.   Windeln wechseln
3.   Frühstücken
4.   Spazieren gehen
5.   Mittagessen
6.   Windeln wechseln
7.   Mittagsruhe

8. Windeln wechseln

9. Nachmittagssnack

10. draußen spielen

11. Windeln wechseln

12. Abendessen

13. Spielen

14. die Drillinge fürs Bett vorbereiten

15. Windeln wechseln

16. Singen oder Geschichte vorlesen

17. Schlafen gehen

Die Reihenfolge ist dabei wichtiger, als die Uhrzeit auf die Minute einzuhalten. Wichtig ist, dass du deinen Kindern einen Rhythmus anbietest, den ihr gemeinsam lebt, und dass ihr im Alltag prüft, ob er zu euch passt. Merkst du, dass die Kinder einen Schritt im von dir vorgegebenen Rhythmus überhaupt nicht annehmen, dann ändere die Tagesstruktur so, dass sie zu euch und euren Bedürfnissen passt.

2   Mach dich unabhängig

Tu, was immer möglich ist, um mit deinen Kindern nicht auf andere Menschen angewiesen zu sein. Mit Mehrlingen ist das schwierig, aber nicht unmöglich. Schaffe dir einen Drillings- bzw. Mehrlingskinderwagen an. Besorge dir drei bzw. mehrere Wippen, damit du alle deine Kinder gleichzeitig anschaukeln, hineinlegen oder füttern kannst. Ein Lastenfahrrad oder ein Fahrrad mit einem Anhänger, in den alle Kinder hineinpassen, unterstützt deine Unabhängigkeit zusätzlich. So kannst du mit den Kindern nach draußen, obwohl du gerade niemanden hast, der dir helfen kann. Ein Laufstall, in dem deine Kinder sich bewegen können, ohne dass du sie durchgehend beobachten musst, kann dir innerhalb von Haus oder Wohnung etwas Unabhängigkeit verschaffen.

3.   Nimm eine Haushaltshilfe in Anspruch

Brauchst du jemanden, der dir im Haushalt hilft, dann musst du das kommunizieren. Besprich dich mit Stellen wie deiner Krankenkasse, dem Jugendamt und deinem Arzt. Stelle einen Antrag für eine Haushaltshilfe, in welchem du u. a. beschreibst, wie viel Zeit welche Tätigkeiten in Anspruch nehmen. Bleib dran, auch wenn dein Antrag in erster Instanz abgelehnt werden sollte oder der Antrag dann über »Familien in Notsituationen« läuft. Überwinde dich dazu, denn die Hilfe, die du dann erhältst, entlastet dich. Eine Haushaltshilfe kannst du auch dann beantragen, wenn du erhebliche Schwangerschaftsbeschwerden hast oder dein begleitender Arzt dir Bettruhe verordnet hat.

Übrigens: Du musst nicht schon die Kontrolle über deinen Haushalt verloren haben. Schildere der Stelle, bei der du die Haushaltshilfe beantragst, dass absehbar ist, dass du Haushalt, Kindern und weiteren Verpflichtungen auf Dauer nicht zuverlässig nachkommen kannst. Das sollte allerdings auch den Tatsachen entsprechen.

4. Lass deine Kinder Armbänder mit Telefonnummer darauf tragen

Ab dem 2. Lebensjahr können deine Kinder längst laufen. Als Mehrlingsmutter musst du dann besonders gut aufpassen. Einkaufen, spazieren gehen oder ein Spielplatzbesuch werden da gleich doppelt abenteuerlich. Ähnlich den Armbändern, die die Kinder im Krankenhaus erhalten, auf denen ihr Name steht, kannst du deinen Kindern Armbänder anfertigen, auf denen deine Telefonnummer steht. So kann im Falle eines Falles diese Nummer direkt angerufen werden, wenn dir wider Erwarten mal ein Kind abhandenkommen sollte.

Solche Armbänder kannst du selber basteln, im Internet gibt es bei verschiedenen Anbietern auch sogenannte SOS-Armbänder oder Notfallarmbänder zu bestellen. Diese kannst du personalisieren, indem du die Daten, die darauf enthalten sein sollen, daraufschreibst oder eingravieren lässt.

5. Lege Farben fest

Hat jedes Kind seine eigene Farbe, erleichtert das sowohl dir als auch deinen Kindern die Zuordnung von Dingen. Die Kinder wissen genau, welche Sachen ihnen gehören und auch du kannst die Besitzverhältnisse unkompliziert klären. Eine Farbe kannst du zum Beispiel festlegen für:

- Kleidung wie Gummistiefel, Mützen, Regenjacken, Handschuhe und Co.
- Kinderbesteck und Kindergeschirr
- Bettwäsche
- Stofftiere, Sandspielzeuge etc.
- Handtücher, Bademäntel, Badeanzüge/Badehosen
- Rucksäcke, Kindergarten- und Schultaschen
- Getränkeflaschen und Butterbrotdosen
- Schilder über den Garderobenhaken
- Schlüsselanhänger
- Schutzhüllen für Tablets

6.   Mach dein eigenes Ding

Jeder noch so gute Tipp bringt nichts, wenn du dich unter Aufwand von viel Energie daran halten musst. Probiere stattdessen aus, was für dich und deine Kinder ohne große Probleme funktioniert. Erlaubt ist, was in euren Alltag passt. Was für den einen gut ist, muss es für den anderen noch lange nicht sein. Hörst du auf deine eigenen Bedürfnisse und auf die deiner Kinder, ist das mehr wert, als alle guten Ratschläge umsetzen zu wollen und dir damit Stress zu machen. Denn Tipps sollen schließlich deiner Erleichterung dienen. Deshalb: Sei mutig und verändere Vorgehensweisen, die nicht zu dir und deinen Kindern passen.

7.   Bitte Familie und Freunde um Hilfe

Du musst nicht alles allein machen. Lass dir von Freunden und

Verwandten helfen. Neben einer Haushaltshilfe können dir und deinen Kindern auch folgende Personen hilfsbereit zur Seite stehen:

- KiTa-Betreuer/in / Kindergärtner/in
- deine eigenen Eltern oder die Eltern deines Partners
- deine Geschwister oder die Geschwister deines Partners
- Jugendliche aus der Nachbarschaft, die gerne babysitten
- Nachbarn und Freunde

Hier gilt die Regel: Wer nicht fragt, bekommt auch keine Antwort. Sprich deshalb die Menschen in deiner Umgebung direkt an und bitte sie ganz konkret um das, was dir in diesem Augenblick helfen würde. Deine Eltern oder das Mädchen aus der Nachbarschaft könnten mit den zwei Kindern spielen, während du mit dem dritten kurz zum Arzt fährst. Dein Nachbar könnte dir vom Einkaufen den fehlenden Aufschnitt mitbringen, damit du nicht mit drei Kindern nur für diese eine Sache noch einmal losmusst. Deine Geschwister könnten sich um das gemeinsame Geburtstagsgeschenk für deine Eltern kümmern, sodass du nur noch deinen Beitrag überweist, aber organisatorisch keine zusätzlichen Aufgaben übernehmen musst. Lass dich nicht verunsichern: Die Entlastung als solche muss sich nicht immer direkt um die Kinder drehen. Es kann auch eine Entlastung sein, die dafür sorgt, dass du selbst (weiterhin) genügend Zeit für deine Kinder hast.

8. Mache mit, was du kannst

Nimm gemeinsam mit deinen Kindern an solchen Aktivitäten teil, die eure Beziehung zueinander stärken. Die Kinder trainieren ihre Fähigkeiten und ihr bringt gemeinsam Abwechslung in euren Alltag. Als gemeinsame Aktivitäten bieten sich zum Beispiel an:

- Babyschwimmen: Deine Kinder gewöhnen sich an das Wasser und lernen den ersten Umgang damit. Es werden Übungen durchgeführt, während derer du dein Baby beaufsichtigst bzw. festhältst.
- Krabbelgruppe: In der Krabbelgruppe werden erste Sozialkontakte geknüpft. Dein Baby lernt andere Babys kennen, du selbst kannst dich mit anderen Eltern oder Erziehern austauschen.
- Kinderturnen: Durch Turnübungen wird die Beweglichkeit deiner Kinder gefördert. Sie probieren verschiedene Übungen aus und können entdecken, ob ihnen Sport und Bewegung Freude bereiten.
- PEKiP: Du führst mit deinem Kind Übungen durch, die den Bewegungsapparat deines Babys aktivieren. Dadurch förderst du die Entwicklung deines Kindes.
- Baby-Massage: Du erhältst eine professionelle Anleitung, wie du deine Kinder massieren kannst. Durch entsprechende Handgriffe kannst du Beschwerden wie Bauchschmerzen oder Ruhelosigkeit entgegenwirken und stärkst durch die Berührung die Bindung zu deinen Babys.

- Yoga für Babys: Beim Baby-Yoga machst du selbst Yoga-Übungen, bei denen dein Baby miteinbezogen wird. Hierdurch entspannt ihr euch gemeinsam und nehmt dem Alltag den Stress.
- Musikalische Früherziehung: In der musikalischen Früherziehung lernen deine Kinder verschiedene Töne, Klänge und Instrumente kennen.

Gleichzeitig musst du aber nicht alles mitmachen, nur weil es eben angeboten wird. Finde heraus, was dir und deinen Kindern Spaß macht, probiert es aus und wenn es euch tatsächlich Freude bereitet, nehmt weiter teil. Wenn nicht, dann nicht.

9.   Sichere dir frühestmöglich Plätze für deine Kinder

Spielgruppe, KiTa und Co.: Melde deine Kinder frühzeitig an, um sicherzugehen, dass alle deine Kinder einen Platz erhalten. Das kannst du bereits ein halbes Jahr bis 1,5 Jahre im Voraus tun. Empfindest du die Kinder als zu jung, musst sie aber schon jetzt auf eine Warteliste setzen oder in eine betreute Gruppe geben, damit dir die Plätze sicher sind? Dann besprich mit den Betreuern vor Ort individuelle Regelungen, die euch als Familie entgegenkommen.

10.   Höre auf deine Kinder

Deine Kinder wissen am besten, was gut für sie ist und was sie brauchen. Das muss nicht immer das sein, was du als Mutter bzw. als Erwachsene jetzt gerade für sie möchtest. Frage dich in solchen Momenten, ob es wirklich notwendig ist, dass du dich durchsetzt. In einigen Situationen kann es sinnvoll sein, deine Kinder gewähren zu lassen. Dadurch ersparst du dir vermeidbare Diskussionen, die sowohl deine Kinder als auch dich unter Stress setzen.

11.   Hole dir fachliche Unterstützung

Du musst mit deinen Kindern nicht alles allein schaffen bzw. erarbeiten. Suche dir fachliche Unterstützung, zum Beispiel im Rahmen einer Erziehungsberatung. Dort kannst du deine Fragen stellen, nützliche Tipps bekommen und von deinen Sorgen, Glücksmomenten und eurem Alltag berichten. Ein regelmäßiger Besuch beim Logopäden hilft deinen Kindern, Sprachstörungen zu bewältigen. Eine Ergotherapie kann deinem Kind helfen, Bewegungsabläufe zu üben und zu verinnerlichen. In der Frühförderung werden ganz allgemein die Maßnahmen für deine Kinder aufeinander abgestimmt, hierbei findet die Arbeit familienorientiert statt. Frühförderung ist zum Beispiel sinnvoll, wenn du den Eindruck hast, dein Kind findet keinen Zugang zum Spielen mit anderen Kindern. Sie kann auch sinnvoll sein, wenn du dich im Umgang mit deinem Kind überfordert fühlst oder du Beobachtungen machst, die du mit jemandem besprechen möchtest.

Bist du mit deinem Kind und deinen Beobachtungen bei der Frühförderung gewesen, können die Fachleute dort deine

Beobachtungen prüfen und bestätigen. Sie empfehlen dir dann entsprechende Ärzte oder Fachkliniken, sodass dir und deinem Kind geholfen werden kann. Im Idealfall schilderst du in der Frühförderung deine Sorgen und sie können widerlegt werden und du kannst von einer normalen Entwicklung deines Kindes ausgehen.

12.   Schreibe Unternehmen an

Besonders in der ersten Zeit nach der Geburt hat es uns geholfen, Produkte und Lebensmittel von diversen Unternehmen geschenkt zu erhalten. Schnapp dir einen Briefbogen und einen Stift oder auch deinen Laptop und verfasse einen Brief. In diesem stellst du deine Kinder vor, beschreibst eure Situation und legst dem Brief eine Geburtsurkunde deiner Mehrlinge bei. Von manchen Firmen wirst du keine Rückmeldung erhalten, aber wenn nur ein Unternehmen euch unterstützt, hat sich der Aufwand meines Erachtens nach schon gelohnt. Solche Firmen kannst du anschreiben:

–   Bekleidungsgeschäfte

–   Hersteller von Babynahrung

–   Hersteller von Kinderspielzeug

–   Babyfachmärkte

–   Spielzeugfachgeschäfte

–   Hersteller von Windeln

–   Großhandelsbetriebe, die Babyspielzeug, -kleidung etc. vertreiben

Nicht immer wirst du für deine Kinder etwas umsonst erhalten. Viele Firmen senden dir aber mit ein bisschen Glück Probeexemplare, Restposten oder auch ein Care-Paket, mit dem du dir immerhin den einen oder anderen Versorgungseinkauf für deine Mehrlinge sparst. Vielleicht erhältst du auch langfristig Rabatt durch eine besondere Kundenkarte, die du bei deinen Einkäufen beim jeweiligen Unternehmen oder beim Kauf entsprechender Produkte des Unternehmens anwenden kannst.

13.   Lass dir nichts erzählen

Als Drillingsmutter weiß ich: Drillinge sind keine Zwillinge. Vierlinge wiederum sind etwas anderes als Drillinge. Du siehst, wohin das führt? Niemand, der nicht auch Drillinge hat, weiß, wie es als Mutter mit Drillingen ist. Auch Eltern von drei Kindern wissen dadurch nicht automatisch, wie das Leben mit Drillingen ist. Zwei Kinder sind etwas anderes als Zwillinge. Drei Kinder sind etwas anderes als Drillinge. Das sollten sich alle Mehrlingseltern und vor allem die Mehrlingsmütter vor Augen führen. Nimm dir deshalb nicht zu Herzen, wenn jemand dir Ratschläge gibt, die für ihn oder sie vielleicht hilfreich sind, für dich aber überhaupt nicht zutreffen.

19 NACHWORT

Meine drei Kinder, mein Mann und ich, wir hatten unglaubliches Glück. Wir sind allesamt gesund, obwohl meine drei Kinder als Frühchen auf die Welt gekommen sind und besonders im ersten Jahr noch ärztliche Begleitung brauchten. Zusätzlich zu der Versorgung, die für jedes Neugeborene oder auch jedes Frühchen erforderlich ist. Nico, Ella und Jonah haben sich toll entwickelt. Nico ist sehr beweglich und wendig, liebt es, Fußball zu spielen und geht dabei geschickt und strategisch vor. Er ist technisch interessiert und baut alles auseinander, was ihm in die Hände fällt. Jonah hat eine besonders freundliche Art, seinen Mitmenschen zu begegnen. Er bindet andere Kinder gerne in sein eigenes Spiel mit ein, und kann den ganzen Tag draußen an der frischen Luft verbringen. Insgesamt weiß dieser Junge, was er will und was nicht. Ella verfügt über eine faszinierende Körperspannung, die sie für ihr sportliches Engagement nutzt. Sie ist modebewusst und zielstrebig. Sie haben sich zu wunderbaren Menschen entwickelt, was ohne meinen Mann Christian nicht möglich gewesen wäre. Denn ohne seinen Rückhalt wären wir heute nicht die Familie, die wir sind. Ich freue mich sehr darauf, was die Zukunft noch so bringt, und was meine Drillinge und wir als Familie noch alles erleben werden. Vor ein paar Tagen kam unter meinen mittlerweile elfjährigen Drillingen mal wieder das Thema künstliche Befruchtung auf. Die Kinder nehmen es zu meiner großen Erleichterung als selbstverständlich hin. Während sich die drei unterhielten, konnte ich nicht anders, als zuzuhören. Jonah erklärte fachmännisch: »Nico, du weißt doch, dass wir in der Klinik entstanden sind.« Er stemmte seine Hände in die Hüften und ergänzte: »Wir sind doch geklont!« »Wie kommst du denn jetzt darauf?«, mischte ich mich ein und erklärte ihnen in kindgerechten Worten noch mal den Vorgang der künstlichen Befruchtung. Als meine Kinder ungefähr 5 waren, fragten sie mich zum ersten Mal, wie denn die Babys in den Bauch kommen? An Hand eines Bilderbuch erklärte ich ihnen den Vorgang mit folgendem Zusatz: Nicht bei jeder Frau klappt das so gut, wie es in dem Bilderbuch beschrieben wird. Klappt das nicht so gut, geht die Frau in ein Krankenhaus und lässt sich von einem Arzt mit bestimmter Medizin helfen. So war das auch bei mir. Ich bin dann in eine Klinik gegangen und dann habe ich euch drei bekommen. Für die Kinder war das nichts, was sie nicht verstehen konnten. In solchen Momenten freue ich mich, weil ich spüre, dass meine Kinder mit dieser Thematik einen entspannten Umgang haben. Und mit diesem entspannten Umgang möchte ich meinen Kindern zeigen, wie sehr sie gewollt sind und wie sehr sie geliebt werden.

Disclaimer

Es handelt sich bei dieser Geschichte um meine ganz persönlichen Erinnerungen und Erfahrungen. Diese haben keine Allgemeingültigkeit, sondern sind und waren individuell. Im Rahmen der schriftstellerischen Freiheit wurden Begebenheiten frei hinzugefügt bzw. weggelassen. Sämtliche Namen und Orte wurden geändert, um die Persönlichkeitsrechte zu wahren.